がん看護への

ことづて

武田 悦子

すぴか書房

まえがきに代えて

乳がんを発症して4年目を迎えた。この間、皮膚に転移し、皮膚移植をはじめ、放射線治療、抗がん剤治療のゼローダ、ＴＳ１を服薬、ジェムザールの点滴、そして、タキソールを現在点滴治療中である。皮膚移植では3か月、タキソールでは12日間の入院生活を送った。

私はこの期間、生あるうちに少しでも自分が出来ることをしたいと思い、浮腫で苦しんでいる人のために、そして私自身のために、医療リンパドレナージセラピストの資格を取得した。看護の仕事から離れて10年の月日を経ていたが、看護師であったことが医療リンパドレナージの道をひらいてくれた。資格を得るためには、山形の片田舎から新幹線で3時間かけて東京に通わなければならなかった。抗がん剤治療を受けながらのきつい日々であったが、それが私に新たな生きがいを与えてくれた。やり遂げることができたのは、夫の励ましと家族の応援があったからである。それ以外の何ものでもない。

3 年間の患者体験はいろいろなことを考えさせてくれた。

治療が長期化することにより、いろいろな問題点がもたらされる。抗がん剤は副作用を引き起こし、食欲不振、吐き気、脱毛、神経症状、しびれ、筋肉痛、その他…投薬が変化するたびに、副作用は少しずつ変化するものの、増強することが多かった。肝臓への負担も大きい。発病も長期化すると不安は増し、体力低下はますます進み、そのために出来ないことが増えてくる。

自分のステージを知らなければとの思いや、残された日々で何を準備したいのかを考えて主治医に質問してしまうこともあった。医師も人間だから答えるのは辛くなってしまうだろうな…と思いつつ、不安や焦りが生じると聞かないではいられないのだ。そして、患者として少しでも良い返事を期待しているのである。その反面、現実を受け止めようとしている自分もいた。

いつまで生きていけるのか…現在は、生命の危機が迫っているのを感じる日々である。私の最期を支えようとしている夫、息子たち、友人がいる。本当にありがたいことである。この人たちがいなければ、私はいったい誰に支えてもらうのだろうか。自分だけで立ち直っていくしかないとすれば、その道のりはどんなに大変なことか。

いま思い当たるのは、柳田邦男の『ガン 50 人の勇気』である。出来ないことがたくさん出てきても、生きることに目を向け、神に感謝しているがん患者に本当に助けられた。私の場合は、山形県立中央病院に乳腺の患者の「たんぽぽの会」があり、イベントに参加したりして知り合ったがん友達と話し合うことで、ずいぶんと救われた。お互いに悲しいことも多いが、その方のぶんまで頑張ろうと思う気持ちが湧いた。 イベントには乳腺の医師たちも参加してくださる。そこでのコミュニケーションの輪によって診察の恐怖が薄れていくように思えた。医師の人柄に触れることで、おどおどせずに治療に立ち向かうことが出来たような気がする。それは治療にも有効であり、患者と医師の関係においてもっとも大切なことと思える。

一方で、休日に出てこられる先生のご家族、特に奥様には頭の下がる思いである。会長さんはじめ役員の皆様にも感謝あるのみ。もちろんご自分のためでもあるが、なかなかできることではない大役を、みなボランティアで担っておられるのである。どうか、こういう心の支え、安心のよりどころが続いてほしいと願うばかりである。

＊著者の残した草稿の中から、おそらく絶筆であろうと思われた本稿を選び、まえがきに代えました。（編集者）

目 次

がんとともに生きる

自分の生活を自分らしく

がんとの出会い

がんは、音もなくやってきた。父方の祖父母、父、伯母、そして大好きな従姉が、がんで40代後半から60代前半で亡くなっている。現在、私は飲食店の店主として仕事はしているが、9年前までは看護教員として教壇に立っていた。発病までの経緯を冷静にふり返ってみよう。

2007年、検診で乳房のしこりを指摘された。自分でしこりは分かっていたが、生理の時に乳房が怒張し痛くなるので、乳腺症と思っていた。検診後もがんの心配はなかった。しかし、乳腺症が強く嚢胞の数がなんと十数個もあった。半年に1回の検診を勧められたが、熱心な患者ではなかった。半年に1回を1年1回にしてみたり、帯状疱疹にかかり、右胸を触診されるのが辛く、サボっていたのである。検診の間が1年半もたったのを気づかず、日々の生活の忙しさに追われ、がんという恐怖を忘れようとしていたのである。いま省みれば、私という生物体は、きちんと自分の異常を察知していたのである。

隣家の柿の木と、我が家の大きな槿《むくげ》の木を仰ぎ見、人生をふと考えてみたり、底から湧いてくるような倦怠感を感じる機会を得ていたのである。生を得て半世紀以上、これまで感じなかったものを感じ、けだるさや、何か違った感覚を感じていたのに、生物としての本能を見のがしていたのだろうと思う。気力も萎えていたように思う。

ハッと思ったのは、経営する店の出納帳の整理をしていたとき、胸に触れ固いと感じたときであった。それも、今までのしこりとは比べ物にならないほど大きく固くなっている。次の瞬間、来るべきものが来たと思った。そして、12 月 19 日、山形県立中央病院乳腺外来の菊地 惇医師（副院長）のもとを訪ねた。即、細胞診。その結果、1 週間後に悪性腫瘍、浸潤性の乳がんであることが判明した。自分で言うのはおかしいが、冷静に明るく結果を聞いた。先生の回答も、悪性にもかかわらず明るい声で返ってきた。

私は、結果が判明するまでの 1 週間、家族にも言わず、ただ、ひたすら覚悟を決めることに専念していた。がんである以上、山形で治療を受けて大丈夫であろうか。セカンドオピニオンは必要であろうかと考えたりもしたが、先生の明るい返答が、私に、この先生なら任せられると本能的に感じさせたのである。

がん＝死というイメージではあったが、ふと思うと、人は死に向かって生きているのである。確かに、がんという病により生命力の幅を狭めているが、生活という幅は可能である。私は普通に暮らしているのである。がんということばで、心まで妄想に取りつかれて、生活の幅まで狭められるのは嫌なこと、まっぴらごめんであると思った。

「平成 19 年 12 月 19 日、がんの疑いを持って山形県立中央病院の菊地先生の乳腺外来受診。マンモグラフィー、エコー、細胞診を行なった。乳がんらしいと宣告される。詳しくは細胞診の結果が出てからと言われ、帰宅する。やっぱりなーと思う反面、いよいよ来たかと武者ぶるいする感覚である。」（日記より）

がんの宣告

浸潤がんであることを宣告された先生は、私の問いに対しては明るく答えてくれた。これが私の支えになった。先生には失礼であろうが、先生の放った光を私の受容体がピタッと受け止めた瞬間であった。きっとこの先生なら話せるし、恐る恐るものを言わなくてもよい、と思うと心がふっと軽くなった。セカンドオピニオンを勧めてくれる人もいたが、先生の雰囲気でその気さえ飛んでいた。それまでは、国立がんセンターにでも紹介してもらおうかしら、などと考えていたが、それさえなくなっていた。

人は不思議なものである。患者の心が萎えると、いくら優秀な医師であっても、自然治癒力を低下させてしまうときがある。看護師もしかり。その人の人間性そのものが、言葉、態度、雰囲気に醸しだされ、相手に影響を与えてしまうのである。誤解を恐れずに言うなら、医療もサービス業の１つと思う。ともかくも菊地先生の一言に、私は共に闘うという思いを見いだせたのである。

こころのケア

消化器等の病ではないので、心さえ健康であれば、美味しく食事もいただけるのである。そうは言っても、覚悟を決めていたものの、そして、信頼できる医師と巡り合ったにもかかわらず、心のケアはだれに求めてよいのか分からなかった。医師とのかかわりは、あくまでも治療に関してであると思う。なぜなら、多忙な医師にそれを求めても仕方がない。患者のＳＯＳは分かっていても、診療時間内で患者の話を聴き、それに対応するのは現時点では無理なことである。

患者である私と、看護師である私

私は、東京女子医科大学看護短期大学の卒業生である。恩師の故小林冨美栄先生、薄井坦子先生、藤枝知子先生、河合千恵子先生、故山崎淑子先生、山崎慶子先生方にご指導を受けた。その中で、目指すべき看護は患者との問題を共有化しつつ、生命力を広げるように、日常生活を整えること（ナイチンゲールの教えでもあるが）と学んできたように思う。しかし現状は、外来で看護師の姿を見ることはまれである。病棟が 7:1 の看護になったためであろうか。病院とは本来、病を治療するところであるが、これでは病から二次的に生じる心の病を予防できないし、病で変化する生活を整えるのに必要なアドバイスや指導を受けるどころではない。がん初心者となって、この現実が身に沁みた。

看護の本来の目的は、病を持ちながら生活している患者を丸ごと受け止め、患者自身がもっている自然治癒力を高めるよう日常生活を支援することにあると思う。しかし、外来では、診療の介助が主となった現状においては絵に描いた餅のようである。患者が求めているにもかかわらず、外来看護がまともに評価されず、外来看護師も少ない。

私の患者体験の中での外来看護師は、処置室と数ある診察室の間を忙しく動いているが、看護本来の力を発揮することはできていない。患者が声をあげなければ、看護師が近づいてくることもないのである。患者のほうも、すべてを医師にゆだねてしまっている人がほとんどであると感じた。その中には、看護師にできること、看護師が解決すべきことがあるのにもかかわらず。

短い外来診療の中で、すべてのことを医師に求めても満足にいくものではない。まして、辛い現実を抱える患者にとっては、医師の言わんとすることを率直に受け入れる準備ができていない。病を追い払おうとするあまり、医師の言葉を無理して飲みこもうとして頑張ってしまっていることが多いのである。知らず知らずに心まで、家族をも巻き込んで、健康ではなくなってしまっているのである。私は幸いにして、話を聴いてくださる医師に恵まれたが、多忙な主治医の様子をみるにつけ、もっと看護師の役割があるのではないかと思ったりした。

入院日数が少なくなり、外来でのかかわりが重要になっている現実があり、外来の看護師が懸命に働く姿をみるにつけ、医療の在り方に矛盾を感じるのである。

入院体験、治療体験のはじまり

医師より治療を説明され、看護師より入院オリエンテーションを受けた。私の場合は、がんの病巣が大きいため、術前に、抗がん剤療法をFEC100を4クール、次にタキソテールを4クールの治療の後、手術を受けた。

入院中、医師と薬剤師により病態と薬の副作用の説明を受けたが、生活の中での変化は分からぬままであった。何がどのようになっていくのか、不安でいっぱいになっていた。しかし、追い詰められた心は悲しいことに、誰に何を相談してよいかさえ分からない状態であった。かつて看護師であった私の頭に浮かぶのは、副作用が強くて入院してくる患者の姿のみであった。私が看護師であったころに比べれば、副作用対策は数段改善されているはずである。私の大好きな身近な人たちは、発見されたときはステージⅣであった。治療の効果が得られず亡くなった。彼らは私に死を迎える心構えと生の尊さを教えてくれた。それを思えば、現在の私はステージⅢａ、すぐ死を迎えるものではなく、幾通りかの治療の方法がある。がんも他の慢性疾患と同じであるという考えに至ったとき、初めて肩の荷が下りた気持ちになった。それからは、分からなければ分からないだけ、好奇心さえ出てくる始末である。私は、がん初心者であった。

人にはそれぞれ個性がある。きっと、治療によって生じる問題も千差万別であろう。対処については、患者それぞれが自分自身学ぶしかないものがあるように思えた。私は闘病日誌を書こうと思い立った。治療を日常生活の視点からとらえることにより、これから慢性疾患患者として生きていく自分自身に役立つのではないかと思った。

家族への思い

子どもたちと夫のことを考える。子どもたちはもう 20 代になり、末の子はあと 1 年で大学を卒業する。母親がいなくとも、自らの力で生きていける。優秀な成績ではなかったが、三人とも真直ぐに育ってくれたと思う。親子関係も周囲の人との関係もきちんと取れる人間に育った。これもきっと同居していた夫の母やその母の友人、町内会の人々とのあたたかい触れ合い、見守りが人間としての成長を促してくれたのだと思う。そう思うと、この地で子育てをして良かったと思わずにいられない。この感謝の気持ちを子どもたちも分かってほしい、子どもたちも次の世代にそのように接してほしい。思いやりのある人に成長してほしいと願うのは母親の欲なのだろうか。

夫のことを思うと切ない。夫の従兄がつい半月前に亡くなっている。その方の伴侶は 10 年前に他界された。私と同じ乳がんで手術して 5 年目の検診で肺の転移を宣告され、その 2 年後に帰らぬ人となったのである。連れ合いを亡くした後の人生は寂しいものであった。周囲の人が気に掛けても、笑顔が少なくなり、そばでみていて辛いものがあった。同じ親族の嫁同士、面倒をよく見てもらい姉と思って接してきた私もショックであった。現在のこの私の状態を彼女がみたら、きっと悲しむだろう。亡くなった奥様をずっと慕い続けた夫の従兄は、今は奥様のもとでホッとしているかもしれない。

私はこの従兄をみてきて、夫にはこうなってほしくないと思っていた。万が一私がこの世からいなくなったら､私の分も元気で楽しくこの世を生きてほしいと思う。女性だから､再婚されたらと思うと嫉妬も感じないわけでないが、クヨクヨして夫自身が自分の人生を台無しにしてしまっては、それこそ夫に申し訳ないと思うのである。やはり、限りある人生を精一杯楽しんでほしい。子どもたちも同じである。そして願わくば､夫や子ども、そして新しい家族になるであろう人たちが仲良く元気に暮らしてほしい。

つい、究極のことを考えてしまうが、現在どうしたら良いのか、何をすれば良いのか訳が分からなくなっている自分に気づく。とにかく､乳がんということを受け止めよう、がん恐怖からがんを避けるのではなく、がんを受け入れようと思った。現在の症状は大きなしこりの他は何もない。痛くもない。きっと本当に症状として現われるのはもっとずーっと後なのだろうと思う。重要臓器に浸潤したときであろう。それまでは、まだ時間がかかるということなのだ。

抗がん剤の副作用との闘い　その１

2008 年 1 月 8 日入院。入院して 2 日目にて 1 クールを受ける。その後、観察入院を 3 日間して退院する。その間の治療内容と副作用は以下であった。

FEC100 を投与(3 週毎)。

1～4 クール：白血球の数は、12/26（投与前）5,350、1/22（投与後）1,800

《副作用》

① 身体がふらふらする
② 食欲はあるが量が少ない。健康な時の 1/4 程の量
③ 治療翌日から口内炎、味覚がおかしい(味がよくわからない)
④ 便秘
⑤ 臭いに過敏（悪阻のよう）
⑥ 倦怠感(坐位になっているのさえ辛いときがある)
⑦ 抗がん剤投与後 2 週経過した頃から頭皮(毛根)が痛み、3 週目脱毛始まる。痛みは神経痛のような痛み
⑧ 白血球数の低下

《症状に対する考えと対策》

不要な薬物を排泄する必要があると思うので、飲水を積極的に行なう。…水２リットルを目指すが、なかなか思うように飲めない。

口内炎がひどいので、出来る限りのうがいをすることにより口腔内の感染を防ぐ。口腔内の乾燥は悪化させると考え、乾燥予防に昼はもちろん、夜眠るときさえマスクをして入眠した。すべての粘膜がヒリヒリする感じなので、頻繁に飲水するよう心がけてみた。そのためか、あまりひどくならずに済んだ。

嘔気は、夜間突然襲ってくるのにびっくりした。もしかしたら空腹に関係あるのかと思い、日中はなるべく空腹にならないよう、間食を楽しんだ。ほんの一口でも美味しいと思うものを食べた。

《食事の工夫》

食欲がなく１回の量が少ない。無理をすると嘔気が出たので回数を多くし、亡くなった夫の母の看護体験から６回食を心がけた。内容は便秘がひどくなっていたので、できる限り食物繊維を多くとれるように心がけた。量がとれないことや、口の中がしみるので、刺激が少なく、しかも少量とっても栄養バランスが良くとれるものと考え、スープを作ることを思い立った。スープにすれば水溶性のビタミンも摂れるであろうと思った。また、白血球の減少は感染しやすいということである。医師からなま物の摂取を控えるように指導されていたこともあり、極力火を通したものを食べるようにした。その点、スープはとっても良いアイデアだと思った。

ミネラルの多い玄米スープを作ってみた。玄米をローストすると香ばしく美味しそうだつたが、現在の自分の身体には、この香りがきつく感じる。また、上澄みのみいただくのであるが､玄米が美味しそうなので一口食べてみると、軟らかいはずの玄米が舌や粘膜では痛く感じた。舌や粘膜の触感が大事なのかなと思い、ミキサーにかけポタージュ風に仕上げてみたところ飲みやすかつた。栄養がとれ、香りもあまりないものと思い、根菜スープを考えたが、くせの強いごぼうは受けつけなかった。香りがきついもの以外は美味しくいただけた。

動物性蛋白質をスープでとろうと思い、タマネギとベーコンを炒めたもの使ってみると、ベーコンは硬く感じ、飲み込もうとすると口の中が痛く、辛く感じた。そこで、ベーコン類はスープの仕上げに入れてみたところ、あまり痛みを感じず、食べることが出来た。しかし、油が少ない肉類は繊維が強く痛みを感じた。むしろ多少油があったほうが飲み込みやすかつた。鶏はもともとあまり好まなかったが、食べてみると意外と痛みを感じないで食べることが出来た。

スープにとろみをつけると舌や粘膜の痛みを和らげてくれた。味を濃くするために油揚げを入れてみたが、油揚げは触感から痛みを感じた。

食べる量は極端に減った。抗がん剤投与後、体重は２週間で３キロ減少した。体重が減ると体力も奪つてしまうということを身体で感じた。出来るだけ少量ずつ、食べられる食物をおろそかにせず、体の中に入って十分な栄養になってほしいと願った。

代謝を抑えてしまう状況にあったので、それを少しでも克服するためにはどうしたらよいか。免疫力を高め代謝をもアップするような食品を食べるのはもちろんのこと、栄養を吸収するために食べる環境も大事なことだと思われた。感染を予防し、身体の許す範囲の白血球1,000（入院基準）以上であれば、友人と食事会をした。私の現在の状況を熟知し、しかも気が許せる友人達と楽しく、にぎやかに食事をとった。家族とも週に１度は全員が集まってにぎやかに食事をした。無理せず食べられるものを、美味しく、少量ではあるが食べられた。友人達や夫や息子達の会話が何よりの調味料と化し、スムーズに口に運べた。

食べると身体に力が入ることが実感できた。3 キロ減少した体重も、次回の抗がん剤の治療までは 2 キロ増やして臨めた。周囲の協力のもとに、抗がん剤の副作用の状況と自分に合わせて食事の内容を工夫できたおかげだと思う。

口の中は少しの刺激で粘膜がヒリヒリとした。ひどい時には、蕎麦の角さえヒリヒリして嚥下するのが辛い状態であった。生野菜などはもってのほかであった。抗がん剤投与後、2〜10 日くらいはこのような状態であつたが、もともと食べることが大好きな私は、口から入る栄養が一番と考え、食べられそうなものは何でも試してみた。酸味の少ないドレッシングさえ苦痛となったが、その逆に、何もかけずに食べると野菜の優しい味に出会えた。そんなことさえ毎日が発見であり、それが、毎日の楽しみになった。友人や夫、息子とティータイムをとった。一口しか食べられないときや食べるのをやめることもあつた。「病気で食べられない」と言うと、家族は「別に、いま始まったことではない。昔から口に合わなければ食べなかった。特別変わったことでない」と言われてしまった。つい笑顔が出て、自分でも「昔からか」と納得して、好きなもの、食べられるものを安心して食べることで食事を楽しめた。これがいちばん良かった。食べられないことで落ち込むことはあまりなかった。工夫することで食べられるものを発見しようという意欲につながった。

治療以外の専門家の助け

《栄養士》

確かに、抗がん剤は回数を重ねるごとに食べることが辛いと感じることはあつたが､口腔の粘膜にしみないように、限りなく薄味にしたり、汁にとろみをつけたり、ゼリー状にしたりと変化させ工夫した。丸い形のうどんは比較的に食べられたが、それでも回数を重ねるごとに飲み込むときに痛みや辛さが増した。そんなときは専門家のアドバイスがあればどんなに助かったことだろうと、今になってつくづく思う。

白血球が下がつたとき、食べられないとき、どんな食材をどのよう工夫すればよいのか、現在の自分の状況に合うのかわからない。持っている知識のみで手探り状態にいることは疲労となる。食事を考えることは楽しみではあったが、アドバイスを受けられる、支援してくれる専門家がいればもっと良かったと思う。

《美容師》

美容学校の教員をしている友人に訳を話したところ、すぐ自宅に来てくれ、カツラを自然体に見せるコツや化粧の仕方を教えてもうことができた。それが本当に役に立ち、心を明るくしてくれた。感謝、感謝である。このように、病気や治療で副作用があっても、人のあたたかい手助けをいただいて生活の幅が広げられることを、身をもって感じた。自分が明るくなると、家族も明るくなったような気がする。化粧をしてもらい、自分の顔を鏡でみたとき、涙が出るほどうれしかつた。カツラをつけたときのちょっとした工夫が、本物らしくセットしたように見せていた。病気の前の私の顔だった。いや、それ以上だった。友人の腕がスゴかったのかもしれないが、表情が輝くのを自分自身、鏡で感じとれたのである。それは、若かりし頃の乙女のようなときめきであった。他人は大したことではないと思うかもしれない、そんなちょっとしたことが、生命の幅を広げるのではないかと思った瞬間であった。

治療のため、カツラを１年半つけていた。その間、カツラや化粧にどれほど救われたことか、はかり知れない。がんだから、副作用だからとあきらめるのではなく、がんだからこそ、副作用だからこそ、患者自身の生活の質を高めるために、ひいては自分の持てる力を発揮させるためにも美容は不可欠であつたと思う。経済的なことを考えればカツラは決して安い買い物ではない。しかし、私にとつては必需品なので、ためらわずに購入した。闘病するのにお金は必要である。

中古カツラやリースの活用も考えられる。そうしたことを手軽に相談できる窓口が身近にあるともっと良いと思った。そのときに、美容の専門家のアドバイスを受けられれば、どんなにありがたいか。

《看護師による生活のアドバイス》

抗がん剤治療中は日に日に体力が低下する。治療が終了すれば徐々に回復してくる。このことを患者が知りたいのは、いちばん辛いときである。患者は辛さに耐えるのが精一杯で、医師の他に相談できる人がいることなど到底思いつかない。自ら考えて行動することも出来ない。私は身近に専門家がいたのにもかかわらず、ＳＯＳを出すことさえ出来ずに苦しんでいたのである。ＳＯＳを発信したのは、少し余裕が出てきたときである。そんなとき、医療関係者によるお節介があるとうれしい。外来治療中でも、話しかけてもらえたらどんなに世界が広がるか。

治療が始まる前にも、抗がん剤の副作用やそのための食事や生活の工夫に関するアドバイスがもらえたら、患者は自ら考え行動し、生活の幅を広げていけるのではないか。私の場合、幸せなことにＳＯＳを受け止めてくれた専門家にアドバイスしてもらえた。もし、どこからも情報がなければ、どんなに副作用を辛く感じたことだろう。脱毛した時の対処や顔(眉、睫毛、色)が変化したときにそなえて、対処方法を考えるのも大切である。そうすることで副作用からくる二次的障害をも軽くできると思う。

髪の毛が抜けると頭がスースーし、何かかぶらないと落ち着かなかったので、家にいるときは帽子とスカーフを巻いて過ごした。睫毛がないと眼が乾くのでメガネをかけた。ウェットティッシュで拭くと瞼が落ち着いた。外出時はメガネとウェットティッシュが必需品であつた。鏡をみると心がすさみがちになったが、私の場合は家族の明るい冗談がそれを救ってくれた。家族や友人たちは私が落ち込みそうになると見守り、あたたかい手を差しのべてくれた。本当に感謝するばかりであつた。

抗がん剤の副作用との闘い　その2

タキソテールを4クール、3週毎の治療であった。前回のFEC100と同様の副作用に加えて、

① 筋肉痛
② 関節痛（手足）
③ 発熱（タキソテール投与後1週目の4日頃に38℃くらいになった）
④ 歩行時のふらつき
⑤ 全身倦怠感
⑥ 白血球数減少（投与後7日目検査、4/28=1,070、5/19=700、6/16=810、7/14=740。このように2週目以降は1,000以下となる）
⑦ 顔面発赤（タキソテール投与1クール後の1週間目）

などがあった。

《筋肉痛と歩行障害》

抗がん剤の症状は、当初は筋肉痛があった。立ち仕事なので疲れたのかなという程度であったのが、4日目には歩行が困難になるほどの痛みとなり、手足の関節が次々と痛

くなった。熱感（38℃）も伴った。あまりの痛さにびっくりし、歩行困難になったので、外来を受診し痛み止めを処方してもらった。2 週間は関節痛や筋肉痛との闘いであった。

抗がん剤の治療 2 クール目からは、2 日目にちょっと痛いかなと思ったときに痛み止めを飲んだためか、1 回目のときのような歩けないような痛みはなくなった。関節痛は手を握ることが出来ない程度であつたが、痛くても少しずつリハビリをして動かせるようにした。朝、目が覚めると手がこわばり手指が動かなくなっていた。湿布を貼ったり、あたためたりすることで動きや痛みが少しずつ良くなっていった。朝は転倒しないように手足を静かに動かしてから行動するようにした。

ここでも知人の理学療法士に話したら、いつでも声をかけてほしいと言ってくれた。ＳＯＳを出せば、私の場合はアドバイスをしてくれる人がいた。しかし、いま思い返せばいちばん大変なとき、それを私は忘れていたのである。思い浮かべる余裕がなかったのである。

全身倦怠感やふらつきが出てくると 100 メートル歩くのがやっとであった。50 メートル歩いては立ち止まらないと無理。特に白血球が減少してくると顕著であつた。身体に正直になれと思い、そんなときは横になって休養をとるようにした。

《感染予防》

白血球が 1,000 以下のときは入院して治療した。治療が始まると感染しやすくなるので、生の食べ物は避け、加熱して食べるようにした。漬物やヨーグルトなどの発酵食品も白血球減少時は控えた。歯ブラシは柔らかいものを使った。歯周炎がひどくなり、常にうがいを心がけた。多人数が集まるところへは出かけないようにした。外出時はマスクを着用した。白血球が減少したとき、食事に関してはどんなものを積極的にとればよいかがわからず、バランスの良い食事とること以外には考えが及ばず、間違いはないのだろうかと不安に思った。現在の準備できる食材をどんな方法で食べればよいのか、相談したかった。具体的な相談ができる病院の専門家がほしかった。これも後で思ったことであるが、知人に病院の管理栄養師がいることを忘れていた。副作用がおさまってからその知人に話すと、電話してくれれば相談に乗ったのにと言われた。次に困ったときは必ずＳＯＳを出そうと思った。

《口腔内の感染対策》

途中ひどい歯周炎になり、排膿してもなかなか治癒しなかった。それが原因で虫歯となり治療を要した。ついには、治療終了後に抜歯に至った。考えてみれば、白血球が下がるということは、虫歯になる菌が常在していれば、悪化する可能性が大きいということである。こう考えると、事前に歯の治療をしておくことも必要であった。それが不可能でも、虫歯や口腔内のトラブルがひどくならないようなアドバイスをしてもらうことで、少しでも予防に努めるべきであった。そしてここでも、知人の歯科衛生士の力を借りればよかったと思った。治療後に話したところ、相談してくれれば一緒に考えたのにと言ってくれた。ＳＯＳを出せば身近に多くの専門家がいたのに、本当にもったいないことをしたと思った。

《皮膚への刺激の対策》

皮膚の発赤に関してはどうしてよいかわからなかった。私が心がけたのは刺激をあまり与えないようにということだけであった。紫外線をあてないように外出時は日傘を使った。顔には日焼け止めクリームを塗り、洗顔をきちんと行ない、刺激のない化粧水をたっぷり使用した。それくらいしか思い浮かばなかった。発赤したが皮膚は荒れずに済んだと思うが、私の対策が良かったのかどうかの検証はない。スキンケアの専門家に教えを請えばよかった。それがまた、リフレッシュする機会になったと思う。リフレッシュの方法としてはアロマを活用した。姪がアロマに詳しかったので、石鹸とか虫よけなどにとり入れたところ心地よく、優しい香りが心を和ませてくれた。

手術と抗がん剤の治療を体験して考えたこと

2008 年 8 月 7 日、 手術にて右乳房全摘となる。術後は順調な経過を過ごし 12 日間入院した。

乳がんは手術したら終了ではなく、ある意味で長い間付き合っていかなくてはならない病である。だからこそ、患者として自分の生活の質を高めるために訴えなければならないことがあるのではないかと思う。

私自身が元医療従事者だから弁護する訳ではないが、ここまでに述べてきたようなことは、おそらく、医療従事者は重々承知していることであろう。事実、がん患者のサポートチームとして多くの職種が協働して治療に当たっている病院もあると聞く。しかし、残念ながらすべてではない。患者としては切ない。

ほとんどの患者は、病気に関わるすべての事柄を医師に頼っている。告知を受けた後の細かい心のフォローや、生活面のことまで。そして、それに答えてもらえないと不満や不安が生じてくるのである。しかし、それは医師に対して求め過ぎである。医師不足も深刻である。患者が多すぎて医師が関与しきれないのも仕方がないと言いたいのではない。医師は最初に患者と向き合う人なのだから、その患者の抱える不安や病気により生じる問題を察知しなくてはならない。察知したものを、誰がどのようにフォローしていけるかを考えてほしい。これにより患者の生活の幅が決まる。

治療真っ最中の人は、どうしたらよいか、ＳＯＳの発しかたさえ分からないものである。だから、医師の側にいる人に、ぜひ、少しのお節介をしてほしいのである。チームを組めなくても、そこにいる患者への介入は出来るであろう。食事に困っていれば栄養師に相談するように、外見で困っているようであれば美容師に相談したり、患者同士の情報交換の場があることをアドバイスするなど、ニーズに合わせてコーディネーター的役割をする人がいれば、と思うのである。

私のＳＯＳに応えようとしてくれた方は、すべて専門家である。彼らのアドバイスがどれほど患者の生活の幅を広げるか。道筋さえ分かれば、きつと患者は望みを叶えるために行動するに違いない。

現在は入院期間の短縮により、外来でのフォローが多くなっている。だからこそ外来にこのようなニーズにこたえるシステムがほしい。そして、困っている患者にお節介をしてほしいのである。また、患者のほうも、自分が困つていることや疑間に思うことを口に出して言わなければ、希望する医療やケアは受けられないということを知るべきである。

私は外来通院を続けていて、いつも疑間が残る。治療明細書に記載してある管理料とは何だろうか。患者は決して安いお金を支払っている訳ではない。病を持ちながら患者は生活をしなければならない。私は医師から励まされ、抗がん剤治療を受けながら、入院中を除きずっと飲食店を営んできた。生活の糧を得なければならないということもあるが、それが私の生き甲斐であり支えでもあったからだ。私の生活が丸ごと私の治療や病に関係しているのである。そうである以上、「管理」は病だけでなく生活への関与がなければならないと考える。入院期間が短く外来治療が主なものとなった現在、外来でも治療に影響する生活の管理に重きを置いてほしいと思うのは当然のことであると思うが、現実は、患者の思いとは程遠い。

その必要性を十分に感じとっている医療者は決して少なくないと思う。患者である私たちの思いを伝えることがきっと後押しになるであろう、と信じる。患者のこのような気持ちや状況を察していただき、いますぐできることとして、あえて多少のお節介をお願いしているのである。私たち患者も、何もない、何もしてくれないと批判する前に、医療者側へ思いを伝え続けることが大切であること、そして患者同士がんの体験を語り合う場をもち、身に着く情報を得ることも必要であることを、私は患者として認識した。

まだまだ続くであろうこれからの治療を受け入れ、病を持ちながらも私らしく生活をし、天寿を全うしたいと願っている。

“安楽”について

看護される身になって感じたこと

著者は2009年3月に皮膚に転移したがんの切除とそれに伴う皮膚移植手術を受け、3か月の入院生活を送った。当時、看護実践者における安楽の概念化をめざしていた山元は、退院後の著者に、入院中に受けたケアと安楽体験について聞かせてほしい旨伝えた。快諾を得て、同年8月、山形を訪ねてインタビューした。本篇はその時の記録をまとめたもの。（山元由美子・記）

…入院中のあなたが看護師から受けた安楽なケアについて、またケアを受けて感じたことを聞かせてください。

必要な説明

「看護師はよかった。ただ残念なことに、術前オリエンテーションはなかった。その理由は、医師の方針があるみたい。要するにいろんなことを聞かせて心配させるなということ。不安がる人が非常に多かったんですって。それで、言わないほうがいいということになってしまったのね。先生に意見を伝えても、先生がやっぱり言わないほうがいいよって言われて、そのままになっているみたい。でも、私はこれだけは最低限言って欲しかったということがあるので、それを書いて置いてきた。」

「皮膚移植の術後は安静ですよって教えてくれた若い医師には、なぜ安静が必要なのか、その理由も教えてほしかった。たぶん、動くことで毛細血管がずれてしまうとだめになっちゃうからであろう。そう自分で思って、皮膚移植後48時間が大事な時間だって聞いたから、自分で絶対安静にした。その間に看護師が他動運動をしてくれたので、私はそれに身を任せた。」

「一般的な外科の歩行基準しか知らないので、主治医に『2

〜3 日したら歩いていいですか』と聞いたら、『歩けるものならね』と言われて、いったい何だろうと思った。ところが、初めて動かすと痛いこと。とても歩けるものではないことを知り、移植後の安静の意味が分かった。」

排泄と清潔のケア

「そこで行なわれていた基本的な看護の素晴らしさ。清拭、あれこそ安楽だった。排泄、私何十年ぶりかで床上排泄をした。バルーンカテーテルが入っていたので排尿はできるけれど、排便はできない。床上排便は自分は絶対できないだろう。だから 1 週間くらいはまぁ便秘してもいいかと思っていた。しかし、看護師にそれじゃだめだって説得されて、2 人がかりで、『心配いらないから〜』って笑顔で、心のケアをしてくれながら介助してくれた。しかも、びっくりしたのは、手際の良さ。基底面がしっかり押さえられているので安心なの。拭くのも、さっさとじゃなくて、丁寧に拭くのよ。それがとても心地よかった。」

「必ず陰部洗浄もしてくれた。きちっと陰部洗浄の用具を持ってきて、こちらは緊張しているのを察して、向こうから話しかけてくれる。話をしてくれるということは、患者の気持ちが排泄に集中して緊張させない配慮なのね。羞恥心を排除した援助であり、なんて見事なかかわりだろうと思った。入院は何度もしているけれど、このような経験は初めてだった。こんなケアをしてくれるんだと、本当に感心した。」

「それに比べると…ということで、次に白血球数が下がったときに 4～5 日入院したときのことを付け加えておきます。 お風呂に入ってもいいことになっていたのだけれども、自分では入浴できない、苦しくて。でも、それを察知して『清拭をしましょう』とは来てくれなかった。入浴できるからよしとしているのか、シャワーの許可が出ているのでよしとしているのか。しかし、私は『シャワー可』でも辛くって行けなかった。」

呼吸が楽になる方法

「ご飯も食べられないし、辛い時は深呼吸できない。代謝が抑えられるから、浅い呼吸になっている。2 週間目に苦しいって思ったとき、ハッとため息が出たのよ。それで胸にたまったものが吐き出されたようで、少し楽になった。深呼吸できると呼吸がスムーズになるのよ。それ、私 8 回体験した。気分転換になる笑顔や、家族や友人の『出前ケア』にはその効用がある。今回の入院ではそれがとてもありがたかった。」

看護師長の哲学による「安楽」

「今回は2か月の入院だったけれど、看護師長さんが笑顔で1週間に1回は必ず回ってきてくれた。それがよかった。リーダーが笑顔であったら、やっぱりスタッフも笑顔になると思う。看護師に聞いたら、看護師長はFISH哲学★を学んで、できるだけそれを実践していたらしい。病棟は形成外科、小児科、眼科の混合だった。眼科は老人の方たちが多くて、週にオペが何件かあり夜になると点眼の回数が多く看護師コールがひっきりなし、止まったと思ったらまたすぐ鳴るのよ。看護師がバタバタしているのが、私が入院している個室にも聞こえる。私も元看護師だから事情がわかるので、忙しくない時でいい、自分は急用ではないと思ってできるだけ我慢している。そしたら、皆笑顔で来るのよ。『どうしました？』『ごめんね、遅くなってしまって。

★フィッシュ哲学　アメリカのシアトルにある魚市場（パイクプレイスフィッシュマーケット）は、単に魚を買う人だけではなく、楽しいことやうれしいことを求めて見学にやってくる人達で活気に満ちているという。そこで実践されている活き活きとした職場づくりにヒントを得て生まれた考え方がすなわち「魚哲学」で、仕事を楽しむ、人を喜ばせる、注意を向ける、態度を選ぶ、の4つの行動原理を述べたもの。わが国でも、職場の活性化に効果を上げ、質の高い看護を提供するために、この理念を取り入れ実践している医療機関が増えてきている。

すみませ～ん』とか言いながら、すぐ来てくれる。それは私、たいしたものだと思った。彼女たちをみて思ったわよ、『私が卒業して勤めていた東京女子医大病院に入院していた患者さんごめんなさい』と。そのころバタバタと忙しくって、私は笑顔でいただろうか？ 『ちょっと待ってね』が、長くなったり、忘れたり。そういうことが多かったなーと反省します。昔の患者さんに謝りたい。30年も前の話だから、もう手遅れでしょうけどね。」

「クリティカルパス（以後パス）について一言。病院はパスを導入していて、その説明もされた。でも、それをどう実施しているかというと、評価をしているのは担当の看護師と私だけなのかな？ 誰が評価するか分からない。本当に評価をしているのだろうか？ パスがケアに活かされているようには思えない。」

安静の中での安楽追求

…心地よいケアについて、具体的な看護技術、たとえば便器の当てかたなどで気づいたことはありますか？

「なんだろう。…笑顔が良かったのは確かね。床上排便の最初の導入も良かったと思う。若い30代と、40代の看護師がペアになってやってくれた。基本的な看護に力を入れている。日常生活援助技術に力を入れていることが私にはわかった。もちろん、診療の介助がおろそかなわけではない。外科的な業務もしないといけないから。」

「皮膚移植の術後は安静との戦いだから、体位交換とか、清潔の援助とかの生活援助を特別にやってもらえたということもあるとは思う。清拭は毎日やってくれた。その上に足浴をしましょう、次は洗髪もと言いながら清潔ケアをしてもらった。私が『一昨日したからいいよ』って言うと、『いやー、やれるときにやろうよ』と言って率先してやってくれた。それが本当に心地よかったのね。このことは看護師に返したほうがいいと思って、『とってもありがたかった』ってことを言葉に表わして手紙を渡してきた。今回のようであれば、管理料を払ってでも入院していたい。」

「以前に入院していた病棟では、それぞれの看護師は一生懸命やってるのもわかるし、忙しいのもわかる。しかし、パスを導入してもあれでは意味がないなって思った。このパスは何のためにするという説明書きを私に渡して、この時期に、このような検査や治療をしてここまでに回復するということを前もって知らせる。でも、それだけで終わっているような気がする。どんな援助につながっていたのかな、と思う。」

廃用症候群の予防

…廃用症候群にならないように可動域を広げたりとかはどうでしたか？

「動かしていいよっていうところは看護師に動かしてもらった。自分でこうやればいいの？と私が聞きながら行なった。移植のために皮膚をとった足は動かせないので、足先や足首など支障がないところの動かし方やマッサージをしてくれた。低反撥マットも使った。」

…それなら、とても良いケアが受けられたわけですね。

「形成外科病棟の入院は初めてだったし、実習病棟でもなかった（看護専門学校の教員経験あり）ので、私はよく知らなかったのだけれど、形成病棟は生活援助の看護技術をとてもしっかりやっていると思う。看護師によるばらつきはある。看護判断が少し甘いと感じたこともある。それが少し残念だったかな。私が救命病棟に勤務した経験があるから分かることで、きっと今後に活かしてもらえると思ったので、そのことは看護師にも話した。」

「手術は全身麻酔で、朝８時半に手術室に入室し、病棟に帰って来たのは夕方の５時だった。すると６時近く、『食事がもう出ちゃったのよね』と配膳されたのよ。形成外科は命に関係ないから、全身麻酔後でも、覚醒したから配膳をするんですよ。外科の主治医は『手術の日はご飯食べないで、次の日の朝から重湯、全粥にしてから常食にしましょう』と話していたのに、転科して入院した形成外科医は食事を出すように書き換えちゃったのね。看護師が食事を持ってくる前から私はゲーゲーと吐いていたので『麻酔から覚醒しても私は食事はいらないし、飲まない』と言ったのに、『覚醒しているから飲んでもいいとの許可が出ている』とのことで置いていかれたので、夜中に一回飲んでみるかなって飲んでみたらＯＫだった。しかし翌朝はとても食べる気がしなかった。それなのに常食が出てきた。「食べられないのに、なんですぐ常食なの？」って私は疑問を感じた。看護師が来て、『常食が出ていますから食べてください』みたいなこと言うのね。『昨日食べられなかったんですよ。それなのに、すぐに常食なのですか？』って、ついきつい言葉で聞き返してしまった。その後、調子をみながら自分でプリンを食べてみて、これなら大丈夫だと思って、お昼からは普通に食べた。」

鎮　痛

…痛みはどうでした？

「皮膚の移植はパッチを貼ったのとは訳が違う。皮膚が無くなった胸の部分に大腿部からとった皮膚を移植したのだから痛いはず。特に、胸は固定されているからそれほどでもないのに対して、大腿部は排泄のとき腰を上げるのに力を入れるので痛い。皮膚をとった部分のガーゼを交換するときにもとても痛かった。ガーゼを取るたびに私は“因幡の白ウサギ”。『もう先生、やめてよ～』と言ったら『俺もやめたいんだ』って。でも、移植部位がくっつかなくて、結局3回手術したのよ。」

「術後の痛みには1回ソセゴンの注射をしてもらった。その後、気持ちが悪くなり、飲み薬の鎮痛剤にしてもらい、痛みが生じる前に飲んだ。これは大丈夫だった。次第に飲む間隔を空けていって、最後は寝るときだけにしてもらった。」

…すべて患者のリクエスト？

「鎮痛剤はすべてリクエストをした。飲まなければ飲まなくてもいい痛みの程度だったということね。でも、安静を強いられているので、痛みを紛らすことができなくて飲んだ。特にガーゼ交換は痛い。そのときに医師が『痛み止めしてからガーゼの交換をする人もいる』と言われたのだけれど『私は坐薬を使えないから』と言うと、医師は『飲み薬でもいいですよ』と言ってくれた。 それに対して、『先生、私、薬はいいです。痛いことは人間にとって少し必要かな』と笑いながら言って、『今日のガーゼ交換はお手柔らかにね』と医師の手をぎゅっと握ったのね。すると、彼は痛がって、それから『武田さんの痛みに比べれば痛くない』と言って笑ってた。なぜか私、ものすごく“おばちゃん”になってた。」

「ガーゼ交換のときにはこんなこともあった。『いたーい』って思わず若い医師の手を握ってしまった。その先生が『いたーい』って言うくらい強く握ったのね。それに対して握り返してきたのよ。私もまたぎゅっと握って…そしたら痛みが半減した。先生は『昨日、爪切ったのか』とか言ってたけど、『あ、この先生は私のことを、がんばっていると思ってくれているんだ』と感じた。気持ちが伝わるのよね。そういう優しさがあると、やっぱり違う。」

退　院

…3か月入院されて、退院するときの生活に関する指導は？

「医師から、歩いてもよい時期と、傷の手当を教えていただいた。お風呂の入り方は、看護師がこういうふうに洗うとよいと教えてくれた。日常生活については、医師から自分に問題がなければ普通にやっていいと言われていて、特にアドバイスはなかった。ただ、傷だけはきちんと手当をしてくださいねと言われた。スパッツみたいなものを履いたほうが楽なことは看護師が教えてくれた。私は、もう出戻りにならないように頑張りますと言って退院した。」

「お世話になった」という気持ち

「さっきも言ったように、入院していちばん満足したのは日常生活援助技術です。人間は不思議なことに、看護師さんに『お世話になった』という気持ちとともに満足感を感じる。」

「看護師が診療の介助をするのは当たり前のことだと思う。大学病院は医師が多いので、診療の補助業務には看護師がそれほど関わらないで済むかもしれないけれど、地方の病院は医師が少ないのでそうはいかない。ガーゼ交換の受け渡しとかに看護師がつく。そのことも、患者はお世話になったと思っている。」

ベテラン医師の神技《かみわざ》

「皮膚移植時は包帯の巻き方ひとつが大事。包帯を巻くことが治療の一環ですものね。じーっと観察していて、私、形成の医師が包帯を巻くのは神技だと思った。決してずれないように、らせん状に巻いていく。包帯への力の入れ方も絶妙。解剖学が頭に入っているから巻けるのね。筋肉の走行に沿って、筋肉がこう縮めばこう締まるとかわかっての巻き方なのよ。主治医が巻くとくずれないのに、若い先生だとだめ。これははっきりしている。絆創膏の貼り方も筋肉の走行に沿ってビシッと貼っている。筋肉は伸展と屈曲をする。それでもずれない、伸びても縮んでも体になじむように貼っている。すごいなーと思った、あの技術。あれを若い医師も看護師も盗めばいいのに。」

「私は昔、看護専門学校の教員をしていて包帯法を教えたことがあったので、『先生、包帯の巻き方や絆創膏の貼り方は解剖に則ってやっているでしょ？』と聞くと、『それは絶対だ』と言われた。「先生のこの技術、盗むべきですね」と言うと、「教えられるものではないですよ。しかし、今の若い者は、言っても分からないし、教えてもらっていませんと言うのが多い」とのこと。こんな素晴らしい見本があるのに、なんてもったいない。『私なら絶対盗んでやる』と言ったら、笑ってた。」

予防的ケア

…今回は食べられたわけですね。

「口内炎はあったけれども、形成外科病棟には栄養士が入っていた。食べられないことを看護師が察知して、コーディネートしてくれたので管理栄養士と話ができた。それでアドバイスを受けられたので助かった。」
「薬剤師にも看護師がつないでくれた。抗がん剤のゼローダを初めて服用するとき『薬剤師と話ができないだろうか』と相談したら、看護師長さんは『そうね、それは必要ね』と言ってすぐに薬剤師に連絡してくれた。さらに、『ゼローダは足の裏が赤くなったり割れたりするので、薬剤師がケラチナミンつけるといいって言っていたから、医師にケラチナミンを早めに処方してもらうか、買うかして最初からケアしておいたほうがよい』と教えてくれた。そうすると今度は、看護師がゼローダの文献をみていて、足がかさついてくるのが分かっていたので、フットケアや毎日足浴をしてくれた。それがよかったのだと思う。予防になった。足浴は、忙しくても５日くらい継続してやってくれた。『昨日やれなかったから、今日はしましょう』と言って、気にかけてくれているのがわかった。角質はふやかしたり、やすりみたいなので削ってくれた。『角質も今のうちであれば大丈夫だから』ときれいにしてくれた。形成外科病棟に入院して良かったなと思った。『私、死ぬ時もここでいいわ』とさえ思った。それくらい感謝してる。」

聞いてくれる／分かってもらえる

「とにかく日常生活援助の技術がとても大事。それを何度でも強く言いたいと思う。日常生活援助技術により快を知り、安楽を得られる。日常生活がきちんと送れるかどうかは、援助のもっとも基本に据える視点だと思う。どういうことが安楽でなかったのかというと、お願いしていても看護師が忙しく、後になって来たときにも会話ができない時がそうだったと思う。看護師は忙しい。すぐ呼ばれる。今の看護師はＰＨＳを持たされていて、ＰＨＳが鳴っているので「呼ばれているのではないの？」と言うと、「大丈夫、私のではないから」と言って用件を聞いてくれる。そうすると、聞いてもらえるだけでも“快”を感じるのよ。聞いてくれて、この人は何を必要としているのかを分かってもらえるということが、患者にはもっとも切実で必要なことなの。私はこれまで、こんな些細なことと思われるような日常生活援助が、これほど心地よさの分かれ目になっているとは思っていなかった。」

…私の友人もこう言っていました。友人が入院していたＴ病院の看護師は自分の話をよく聞いてくれる。朝は「気分はいかがですか？」「なにか辛いことないですか？」って。各勤務帯でも必ず尋ねてくれる。しかも、ちゃんと椅子に座ってから聞いてくれる。だからいろいろな話ができたって。それと同じことかしら。

「たとえば、さっきのゼローダの話だけど、看護師は医師に文献をもらったからって、それを私にコピーしてくれたのよ。それで、副作用である角質化を予防するケアをしてくれた。私も、皮膚のためには何がいいの？と看護師に聞くと、亜鉛がいいと答えてくれた。それで、亜鉛は貝に多く含まれているからと、私は息子に貝の干物を買って来てもらって食べた。このように、患者自身でやれることがある。それを可能にしてくれたのが看護師のケアであり、援助なのよ。」

自立／自律

「患者は、チョットしたヒントをもらえば考えられる人はいっぱいいると思う。入院生活は生活を狭められるけれども、入院により生活を狭めてはいけないような気がする。入院してもできるだけ元の生活ができるようにすることが大切であるという、私が学生時代に習ってきたことはこういうことだったかと、身をもって確かめることができた。看護の本質をそのように考えた人は偉いと思う。」

…小林冨美栄先生がいつもおっしゃっていましたね。「日常生活の援助は人の自立を助けることだ」と。

「自立って１人で立つことじゃないかもしれない。今は、『律する』ということのほうを考えるようになった。私は元看護師だから薬の副作用が出ても、その原因が考えられて、こういうふうにすれば日常生活も送れると思って悲観的にならないでやってこれたと思う。何にもできなくなるという考えはなかった。逆に、こうすればおいしく食べられるとか、こうすれば楽になると考えた。できないと思い込むことで苦しんでいる人もいるかもしれない。私は、がんになったこと自体は、自分の命はカウントダウンに入ったかな、みたいに思った。いま教員をしていたら、命のカウントダウンを学生に教えたいと思ったかもしれない。私自身が学生時代に亡くなった人たちから生きることの意味を教えられたように。父の死もそうだった。その日その日を精一杯生きるっていうことは、自分で考えて行動できるっていうことではないのか。すなわち自ら律するってことではないだろうか。」

「私は、自分の命についてあまり恐くなくなった。最初は恐怖心があった。私は何年生きられる？ と聞いたら、医師は2年と言った。たぶん2年くらいだろうと。『リンパのいたるところの臓器に転移していたら2年までもたないかな。じゃあそれをやっつけるしかない。それには、手術か薬を飲むしかない』と言われた。でも、そのことを言われた時も、先生は明るく、さらっと言われた。聞くほうも聞くほうでしょう。さらっと聞いたのよね。」

信　頼

…そこは信頼関係でしょうね。

「私は先生に言った。『私、あと10年は生きるからね。10年生かしてね』って。そうしたら、先生は『そりゃ生きっぺねぇ』って。これ山形弁（大丈夫だよ。そのくらいは生きられるよ）なの。だから、私は『生きられればもっと生きたい』と言った。」

…なるほどね。波長が合うって言うのかしら。

「あの先生とは、みんな波長が合うみたい。だから外来の予約も、予約の意味がなくなるの。この前は、3 時の予約が、診察室に入ったのは 5 時半、2 時間半待ちだったわよ。でもね、みんな納得して待っている。あの先生だからしょうがないねと。半日かけるつもりで来るしかないのよと、誰も文句を言う人がいない。初めての患者さんはびっくりするけれども、他の患者さんから先生のこと聞いているみたい。泣く患者がいれば泣きやむまで待ってる先生だって。」

「私は言いたいことだけ言って帰るので早いのよ。そんな私も、この前落ち込んだ。それを察して先生は、『それは、誰でも落ち込むんだ』と言われた。乳がんの集いの“たんぽぽの会”のときにも、先生は『武田さんは慰められるの得意じゃないだろう』と言われたわ。実はね、私は慰め合いの会はあまり好きじゃない。武田さんを見てると慰めてほしくない顔をしているのが分かると言われて。うん、それで終わりなの。」

「入院中に最低に落ち込んだときがあった。入院が嫌になり、退院したくって、帰りたくって。『先生、私、ノイローゼになりそう。こんなところにいたら』と訴えたら、『そうだなぁ、こんなところにいたら俺もいやになるな』と言う。『どうしよう、私早く帰りたい、ここにいるのは本当に嫌になった』と言ったら、主治医の形成外科の医長に言えと言われてしまった。『こんなに治りにくいところを3回もやってくれた先生にそんなこと言えない、先生だからそんなこと言えるんでしょう』と私が言ったらね、先生は、自分が若い時にいた女子医大の話を始めたのよ。『あの先生知ってる？いい先生だった、静かでね』とか、個人的なことまで。いろいろ知っておられてびっくりした。『昔のことはよく覚えているんだ、年寄りだから』なんて言って。昔の女子医大という共通の話題があるので話がしやすかった。そしたら、『そのぐらいしゃべればＯＫだって』と微笑んで、オ シ マ イ。」

「医師の人間性に幅があるかないかで、患者が良くも悪くもなる。多少ヘンでも人間だからしょうがない。でも、そういうときには看護師が活躍しないとね。いるでしょう、人は悪くないけれど寡黙な先生って。そのときは看護師が一緒になって話してあげるといい。『もうちょっとしゃべってくれないと…』みたいな医師がいるのは事実。全然しゃべらない医師のとき、私は自分から尋ねるようにしている、そうするとぼそぼそっとしゃべる。しゃべるのが得意ではないと分かっている医師には、『私みたいなよくしゃべる看護師さんを脇に置いてくださいね』と、冗談を言う。」

技術／技量

「看護師でも医師でも、援助や治療をしてもらって快か不快かは、その人の技量による。でも、心身共に前向きの姿勢の人は、少しくらい下手でも、許せるものよ。若くってちょっと頼りないなーと思える看護師には、たとえば、『この部位は安静だから、下肢をこのように持ち上げてあげれば体が安定する』と教える。考えても理解がいまいちな人には、『あなた、ここ押さえてくれる。ここを押さえると安心だわ』と言ってあげる。素直に聞く看護師はいい。聞かない看護師は成長しないね。その看護師の人柄がみえてくる。最後はそれかしらね。」

患者のFISH哲学

…化学療法室はどうでした？

「応対は丁寧。むしろ患者のほうがうるさそう。うるさい患者がいると看護師が気の毒だと思うことがある。化学療法を受けている患者のなかには、この人は自分の言葉で命を削っている、みたいな人もいる。看護師に向かって、毒を吐くみたいに言っている。それは自分をも傷つけてるってことでしょう。プラスのパワーを送らないといけないのに。看護師を緊張させるってことは、自分のためにもならないし、治療を受けている他の患者にも影響することを知るべきだと思う。もちろん、賑やかで楽しい患者さんもいる。患者が明るいので、看護師さんも朗らかになっていた。それこそ患者のFISH哲学ね。」

断 章 集

断章―1

看護の仕事、そして残された人生の仕事

2007年12月乳がんを指摘され、抗がん剤治療後手術し、再発を繰り返しながら皮膚移植術、放射線治療、現在も抗がん剤治療を行なっている。抗がん剤治療中は副作用が容赦なく襲ってくる。医療関係者にＳＯＳを発する力もなく、じっとしていたが、苦しさからひたすら逃げたい一心で試行錯誤しながら生活を整えようとした。

看護の職場を離れて 10 年近くにもなっていたが、頭に浮かんでくるのはナイチンゲールの看護であった。無我夢中で自分自身に起きた問題をアセスメントして、計画を立て実践した。１つずつ自分なりに問題を解決していった。その時の状況をふり返ると、副作用が出現することを理解していたのだから専門家の活用をすべきであったと思うが、残念ながら、それは後になって分かったことであった。苦しい時に苦しいと訴えることがいかに難しいか。

今の私にできることは、患者の辛い立場と看護者の役割を結びつけることである。それを表面化して伝えることが私に課せられた課題であると信じて，周りの看護師たちに

訴え続けている。

いくら優れた研究であっても、それが患者の日常生活に活かせるものでなければ、患者は救われない。看護の情報は患者と看護者のかかわりが基盤となって活かされるのではないかと思う。かかわりの良し悪しが看護実践を左右すると言っても過言ではない。

患者の日常生活を助ける基本的看護技術の心地よさが、心を和ませてくれることも実感した。

看護の仕事をしていたときは、「患者中心の看護」と言いながら、実は業務をこなすことに集中していたのではなかったか。いま思うことは、看護の仕事は、患者その人に丸ごと立ち向かう、素晴らしい職業であるということである。看護師は患者の生活の質の幅を広げたり狭めたりすることに関与している。がんという慢性疾患を生きるなかで，そのことがよく理解できた。看護師には、この自覚を持って患者に手を差し伸べて欲しいと切にお願いしたい。

人は生を受けたときから死へと向かっている。私は家族や友人、医療者の手を借り、生活の幅を広げ、最後の時まで明るく元気に日常生活を送りたいと切に願っている。その私の残された人生もまた，生命にかかわる仕事ではないだろうか。

断章—2

心地よく受けられる援助

皮膚転移——今度も、がんは音もなくそーっと忍び寄ってきた。2008年8月に右乳房摘出後、がんと仲良く気長に付きあっていこうとしたが、私のがんはそうはさせてくれなかった。同じ年の暮、右の創部の下にある一粒の赤い発疹に気付いた。主治医に相談し、その発疹の部位を穿刺し病理検査をした。がんではないとの診断であった。

その後、創部の周辺にアレルギーのような赤い発疹が出てきた。ちょうど、下着に乳房のパットをつけ始めたころであったので、接触性の発疹かと思っていたが、かゆみも痛みもないのが無気味であった。定期の受診日まで間があったので皮膚科のかかりつけ医に受診してみるかと、軽い気持ちで電話をした。受診すると、発疹のある皮膚はカビのような状態であると言われたが、検査の結果何もなかった。しかし、かかりつけ医は心配なことがあるので乳腺外科の主治医に紹介状を書くので持参するようにと言われた。早速、山形県立中央病院乳腺外科の菊地医師を訪ねた。その場でその部位の生検をした結果、乳がんの皮膚転移を告げられた。この時はさすがに落ち込んだ。それでも冷静さを失わないようにしながら、友人２人に電話をした。話しているうちに徐々にいつもの自分に戻っていった。友人２人は、何も言わず、ただ聞いてくれた。そして、自分を励ますための決意の言葉に同調してくれた。本当にありがたかった。友人たちがいなかったら今の自分はいなかったと思う。夫も静かに聞いてくれ、「大丈夫、きっと、あっちこっちのと言いながら、おまえはきっと生きるから・・・」と言ってくれた。この言葉に私は救われた。夫は決して辛そうな顔は見せず、常に明るく接してくれた。息子たちと夫の人間関係もよく、明るい親子をみているとほっとする。

私は、家族、友人たちに支えられ、主治医の菊地先生とも気軽にお話しすることができたので、徐々に病名を受け入れ、治療を受け入れる覚悟ができた。告知のときはさすがに、ポロッと涙が一粒流れた。それを菊地先生は話しかけることもせず、ただ見守ってくださった。私の涙を受容してくれていると感じた。それは、菊地先生の患者に対する真摯な態度を信頼していたからである。そういう先生の診察時間はしばしば長びき、予約が予約でなくなる。それでも患者は長い待ち時間を受け入れて診察を待っているのである。

2009 年 3 月 11 日、菊地先生の院内紹介で形成外科のO先生の診察を受けた。生まれて初めての形成外科受診である。O先生の説明は簡潔なものであった。「外科医が再発した部分を取り除き、その後、引き続き形成外科医が皮膚を移植する」という内容である。「取り除く部位は顕微鏡で検査しながら行なうので、手術の部位の広さははっきりしないが、どのような状態であっても形成ができますから」と言われ、初対面ながら頼もしさを感じることができた。かつての同僚のイントネーションを思い出させるお話しのされ方だったので親しみさえ感じた。ＣＴの検査でも皮膚以外に転移はなく、3 月 24 日形成外科病棟に入院し、3 月 26 日に全身麻酔で手術を受けた。

手術室に入室から病室に帰るまで 8 時間を要した。皮膚の切除は 18ｃｍ×13ｃｍの大きさであり、その部位の皮膚移植をするのに左の大腿部から 20ｃｍ×10ｃｍ皮膚を採取し、右胸に移植した。形成外科の術後は安静が必要であった。移植部位は 3 日間絶対安静で、徐々に安静の程度は緩やかになったが、2 週間は床上安静であった。

安静は非常に苦痛であった。安静の必要性は納得できていたが、安静を続けるのは辛いものである。安静を保持するには、日常生活すべてが他人の手を借りなければならない。自分でできることを自分でしてはいけないということが、こんなにも不自由で辛いことを、私は初めて知った。看護師をしていた時は、患者の日常生活を援助することは当然のことと考えていた。しかし、自分が患者になってみると、患者は、衣食住から排泄の援助までしてもらうことに対して、プライドも自信も捨てて看護師に身をまかせなければならないのだ。この、まかせなければならないことの辛さには考えが及ばなかった。援助を心地よく受けられるように援助する、ということは難問である。

私が心地よいと感じたのは排泄の援助を受けたときであった。受け持ちの看護師は便秘気味の私を心配してくれていた。緩下剤が処方され、それを前夜に服用した。その効果で便意を感じナースコールを押すと、すぐに病室に来てくれた。私は申し訳ない気持ちで一杯であった。安静が必要な私を安全を配慮した排泄の援助をするために、同僚の看護師を呼び、２人で援助してくれた。その時、受け持ちの看護師は私の顔をみて、満面の笑顔で「排便があってよかった」と言い、もう１人の看護師は、自分が経験した安静の貴重な話をしてくれた。私は、この２人の看護師から心地よい援助を受けた。

断章—3

人間対人間の関係

外科の医師は本当によく働く（他はあまり知らない）。朝早く回診し、診療を終えてから夜もまた回診してくださる。入院中、「いつ休むんだろう？」と先生のほうを心配して、思わず「お大事に」と言ってしまって苦笑いするほどである。しかし勝手なもので、それが患者には安心なのである。医師と会話のキャッチボールが出来ることが信頼関係を築く第一歩である。人対人なのだとつくづく思う。

私の友人（看護師）の親戚の方ががんでなくなった。しばらくして家族を訪ねると、医師の病状説明のこと、治療における態度について、恐怖さえ感じて質問ができなかったと話されたという。その家族は「その医師にもう診てもらいたくない」と言ったそうである。余裕のない患者・家族と医師との信頼関係を結べぬまま、それを途中で感じても修正できないままに進んでしまった結果ではないかと思う。第三者（看護師）は同席しなかったのだろうか？

気づかない医療関係者も多い。患者・家族も一歩踏み込めないでいる。

断章―4

勇気を出して言葉を交わそう

私の家族の話である。もう 16 年前になるが、夫の母は肝臓がんでこの世を去った。26 年前、胃がんで胃を 2／3 摘出した。亡くなる 1 年前頃、倦怠感を訴えていたので受診を勧めたが、「自分は 4 つの診療科（内科・外科・整形外科等）で診てもらって何ともないと言われているから、夏バテだと思う」と言っていた。私がこの家に来てから家事は私が担当していたので、義母は「秋になったら旅行にでも行ってくるから」と言って取り合わなかった。しかし倦怠感はとれず、認知症が始まったかな？と思うような出来事が続いた。

私は顔色の変化に気づき、腹部を触ると二横指くらいの硬い肝臓が触れた。かかりつけ医にエコー検査をお願いし、紹介状をもらって県立病院に入院した。すでに末期であった。家に帰れるうちにと言われ、一時退院して 3 か月後に再入院した。私は職場の理解のもと、導入されたばかりの介護休暇をもらい、義母が亡くなるまで付き添って看取った。医師と夫と夫の妹が「中心静脈栄養および延命治療はしない。苦しませないで送る」ことを話し合って決めた。私は同席せずに義母のところにいた。実の息子と娘が母のことを考え、医師と十分話し合い、納得してもらいたかったからである。

その頃 30 代前半の主治医は、十分に応えてくれた。夫たちも不満はまったくなかった。これから何をすべきかを冷静に考えられたと思う。

私は実家の母に子どもたちのことを頼み、夕方 3 時間くらい家に帰り、あとは病院で義母と共に生活を送った。夫の妹は遠方におり、病人を抱えてもいた。私は覚悟を決め、看取ろうと思った。義母は医師が来室すると顔を輝かせた。しかし若い医師は、天気の話や「どうですか？」だけで終わっていた。医師が部屋を出ると義母はがっかりしたような顔をした。あと 2〜3 か月の命、どうしたら輝く義母でいられるのか。もう治療はないと言われたが、延命の治療ではなく、現在の命を輝かせる治療はあるのではないかと思い、思い切って医師に話した。「先生、母はもう肝臓がんに対しての治療は何もないかもしれません。でも先生、それ以外の治療はあるのではないですか？　先生が話しかけてくださると母は生き生きとしています。ですから、何でもよいのです。現在の母に、好きな物を尋ねるでも何でもいいです、言葉のやり取りをしていただきたいと思うのです。失礼だとは思いますが、それが先生の治療ではないのですか？　ぜひお願いします」と、私はぎりぎりのところで訴えた。医師は、最初は何を言うのだろうという表情だったが、すぐ「わかりました」との答えをいただいた。

次回のとき、義母の顔をみて「武田さんは何が食べたい？」という医師の問いに「天婦羅、かき揚げ、豆かな」と義母。医師は「豆、茹でたの？」、義母「茹でた豆、それを天婦羅のかき揚げにしたのも好き」。医師は「じゃぁ天婦羅つくってもらって食べてみたら。好きなものを食べてみよう」と話してくださった。義母に笑顔をみた。次の回診時、「天婦羅食べましたか？」と医師が質問。その時、義母はうれしそうに「おかげ様で美味しかった。かき揚げがとっても！」、医師「良かったですね、食べられて。また何かつくってもらって食べてください」。

私には、その時の光景が忘れられない。

医師と患者とのやり取りがまさに治療だったのである。家族の思いを医師が受け取ってくださり、忙しい中で実行していただいた。家族として頭が下がる思いであった。義母の主治医に、あの時は良い治療をしていただきましたと、改めてお礼を申し上げたい。

これはひとつの事例である。一方的な説明は患者・家族にとって不完全なもので終わる。患者は察してほしいと思っている。私も最初はどうしようか悩んだ。悩んだ結果、私は義母に「輝いてほしい」と願って、医師に申し入れることを実行した。受け入れてもらえないかもしれないという覚悟の上である。私が義母のためにしてあげられることはもうこれしか残っていないような気がしたのである。医師も人間であるから、人の心が通じるという信念に賭けたのである。

患者・家族も勇気を出し、命にかかわることなのだから、何が怖いとは考えず、言葉を交わすべきである。怖かったら看護師に介入してもらうといい。現在の状態を看護師に知ってもらうことも患者・家族の役割である。ＳＯＳを発して活用すべきである。

もちろん、看護師も万能ではない。しかし、人間の心を感じ取る感性は磨くべきである。その努力をお願いしたいのである。

断章―5

「特記事項なし」に異議あり

看護師は看護計画を立て、患者の回復を願い、実施している。しかし、そのことが患者にはなかなか届いてこないことも実感した。看護師について患者は「療養中のお世話をしてくれる人」としか認識していないように思われる。その理由は、看護師と患者・家族で問題の共有化がなされていないことにあるように思える。

私が乳がんの手術したとき、手術によってどんな状態になるかは医師の話などで概ね理解できたが、それによってどんな日常生活を強いられるか、具体的にはよくわかっていなかった。患者は手術からの苦痛を早く取り除きたいことと、がんについての不安でいっぱいである。そのためには、多少の苦痛を受け入れ、退院に向けての治療計画やリハビリが記入されている用紙を渡され、その指示のとおりにしなければいけないと思ってひたすら努力する。5～7日間の入院生活の中で看護はどこに関与していたかをふり返ると、説明だけに終始していたように思う。入院計画書を手渡す時点で、看護師がかかわるところを知らせる必要がある。

患者自身も何が不安で、どこを手伝ってもらえば回復過程をスムーズに送れるかを知らせたほうがいいのであるが、残念なことに、患者側はその余裕や、聞いてもよいのかさえ分からない状態であることが多い。

何も言わない患者は、数日間で「特記事項なし」で退院するのである。そして、退院して初めて不自由な日常生活を知る。後になって、こんなこと聞かなかった、教えてもらわなかったと不満を抱えることが多いように思う。もっと看護が患者に届くようにしなければならない。

断章—6

4年目の初心者

外来でお世話になっている。入院期間は短くなり、回復しないうちに家庭に戻り外来通院が日常生活の一部となっている。それも長期間である。外来の看護師は忙しいながらも患者をよくみてくれているのが伝わってくる。しかし、病棟の看護体制が7対1の人数配置となり、外来看護がおろそかになりがちなのではないかと心配である。配置される正規職員数が少なくなり、そのために責任者という重責が加わっている。パート職員も頑張っているが。

患者は、術後の身体を抗がん剤に振り回されながら、日常生活を切り開いていかなければならない。ここはアドバイスをもらいたいところがたくさんある。しかし、どこに相談したら良いのか分からない。正確に言えば知らない。後押しされないと患者は分からないことが多いのである。がん拠点病院となっているところは相談支援センターを持ち合わせているが、どのように活用されているのか分からない。

がん初心者に対するサポートはあるが、私のように4年目ともなると、ベテラン患者？の域に入り、周りは治療に慣れてきていると思っているのかもしれない。

決してそうではない。4 年目は 4 年目なりに初心者なのである。長期の抗がん剤治療は精神的にも肉体的にも、そして経済的にも負担になっていることが多い。

断章―7

がん初心者に帰ろう

抗がん剤4年目の私が抱えている生活上の問題点に目を向けると、一番は精神面である。副作用のために、せっかく医療リンパマッサージ・セラピストの資格を取っても思うように動けない。次から次と病気の症状や副作用症状が押し寄せてくる。希望があまりみえない。周りも疲れ始めているのが感じ取れる。こうなってくると心が重く圧迫され、まして薬により肝機能障害を起こしているため、倦怠感も増強して考えがどんどん暗くなっていった。

形見分けや多少の遺産の分配や、夫や子どもたちのこれからを、こまごまと考えてしまう。そして、実家の母や、私を頼ってくれる人のことを思うと眠れなくなる。まだそんな時期ではないと思っても、沈んだ心はこれらをつい考えてしまう。

しかし、暗くなってばかりもいられない。

がん初心者に帰ろうと思った。病を持つということは、現実として現在生きているのだから、楽しく精一杯元気に生きようという、私の思いに戻ろうと思った。

副作用で入院中、緩和病棟のＫ医師、Ｎ医師と知り合えて面談ができた。それは病棟の受け持ちナースが私の状態をキャッチして後押しをしてくれたからにほかならない。このかかわりは心のケアになった。ターミナル期になってからの緩和ケアではなく、がん初心者の時からのかかわりが必要だと思う。

断章—8

私は生物である

身体的な問題に着目すると、私らしい日常生活を送ることが安楽であると思うが、倦怠感がずーっと続いている。無理をしないでと家族に言われるが、自分ではどれが無理で、どれがそうでないのかが分からなくなってきている。

ここで「私は生物である」ということが思い出された。じーっと自分の身体に耳を傾けると、顔がほてってきたり、動きたくない、声を出すのが辛かったりなど、シグナルを送っていたのである。それを元気な時と変わらぬ心で消し去っていたのである。

私は過信していた。肝機能が悪くなったのは私自身の怠りがあったからだと思う。働くことは当たり前、じっとしていることは良くないことと身体にしみこませていたように思う。いま思うと、身体は危険信号を送り続けていたのではないか。私の場合には、体温の変化や声の調子、倦怠感、食欲。嫌になったり、変化を感じたら休養しろということだったんだなと思う。それを感じながらやり過ごしている自分がいたなぁと思う。今更ながら、自分の身体の生命力を信じ、正直に生きようと思う。ありのままの自分を家族や周囲に発信し、生活はまだ続いていくのだから協力してもらうしかないと思った。

それと、免疫力をアップする工夫が必要かな？と思う。身体を冷やさないことや美味しい食事、睡眠をとるということだろう。乱読している書籍のなかに共通しているものはあると思った。冷やさないための工夫、ストレスの原因になることはやめよう、など。

抗がん剤は、確かに身体にストレスやダメージを与えている。しかも健康な細胞までやっつけている。がんではあるが、健康を守ろうとする免疫はあるはずなので、私はそれを応援していきたいと思う。

断章—9

食べ慣れたものを食べる

食事は腹部圧迫となるため、八分目を摂取量としている。満腹の少し手前のところでストップ。小腹がすくようなら間食を活用する。そのほうが抗がん剤の副作用(食欲低下、嘔気)にも有効なことがわかった。

野菜をできるだけ食べようと思う。旬の野菜をおいしくである。それが栄養をつくり出していると信じているから、自分の食べ方を工夫しながら食べようと思う。人は個別性があるので、食べ方が違うのである。育った環境によっても違う。

副作用で、味の区別がつかなくなっているが、昔から食べ慣れたものを食すると、自分の状態が分かる。記憶の中に味が組み込まれていて、現在の味覚状態が分かる。

味の濃淡は分かる。これが結構ヒントになって、塩分の取りすぎにならないよう気をつけるのに役立った。

断章—10

健康な細胞に目を向けよう

ある講演会で学生時代の恩師とお会いした。その時に言われたことを要約する。

悪い細胞にだけ目を向けているが、健康な細胞に目を向けよ！ 細胞の数では、がんの細胞よりその他の健康な部分のほうが多いのだから。

言われてみると、自分の中の健康な細胞を応援することを忘れていたように思う。がんに振り回されて、それを気づかずにいた。

看護のかかわりはここにあると思う。看護は病気を持った人間を丸ごとみる。その人の日常生活を整えることで、その人の健康な生命力を上げようとする。

断章—11

生きるための緩和ケア医療

告知の時に、緩和ケアの看護師とかかわれたらよかったと思う。死ぬ時ばかりが緩和を必要としているのではない。それは4年目になって思うことだ。人はいつかは死ぬ。生きて生きて死ぬのである。そう思うと、緩和を死ぬ場所と考えることからして間違いであると思う。緩和は生きるための場所だった。

肝機能が悪くなり入退院を繰り返すなかで、緩和ケア医療チームと知り合った。元気になっていく自分を感じた。やれることっていっぱいあるんだと思った。告知された時もこうであったらどんなに良かったろう。最初からシステムとして整っていれば、患者のほうも緩和ケアは終末期という偏った見方がなくなる。主治医の仕事の負担も軽減されるであろう。患者・家族も、主治医以外のスタッフや支援センターの活用を考える余裕を持てる。必要なことが分かればドアを開けるであろう。

そうした可能性を、患者はなぜ気づけなかったのか。積極的な治療のみを求め、慢性疾患としてのがんという病気を甘くとらえていたように思う。

告知を受けたとき、人は余裕をなくし、医師に救いを求める。医師は医療のプロでも、人間的には私たちと同じ発展途上なのだということを、患者は認識すべきである。それを忘れて、すべてを医師に期待してしまうところがあるように思える。医師に求められるのはプロとしての医療的見解である。患者はこれを聞き、判断しなくてはならない。しかし、困ったことに、その判断が難しいのである。病気が長期化するとなおさらである。緩和のプロジェクトはまさにそこに焦点が当てられている。死におびえたときに間違った導入をすると患者の力が抜けていく。そうならないために、初心者のうちに当たり前のごとくかかわれるチャンスがあるとどんなによいか。私自身、体験してみなければこんなことは考えもしなかったであろう。先人達が緩和ケアを導入する時に言っていたことの意味が、いま、よく分かる。

断章—12

少しのお節介をお願いします

後悔はしたくないと思いながら、精一杯生きてきたつもりである。最初の抗がん剤治療は髪が抜けカツラをつけ、白血球が 700 台となり、入退院を繰り返しながら仕事を続けた。私は、看護を学んでよかったと思った。自らを奮い立たせて私自身に看護した。患者になり、本当に辛いときは心に余裕がなく、人に相談も出来ないということを経験した。そのときどきに応じた看護の介入があれば、どんなに患者は救われるだろうかと思う。患者会でも話題になるのは、外来に窓口があったとしても、そこに辿り着くことさえ思い浮かばないということである。それほど患者は必死である。

入院期間は短縮され、多くの患者は外来通院が日常生活の一部である。外来看護こそがその人の生命力や生活力を狭めたり広げたりする鍵を握るのである。看護の介入があれば、患者はいつもの日常生活が続けられる。

看護は素晴らしい仕事である。自らの闘病をとおしての実感である。そして、現役看護師の皆様にぜひお願いしたいことは、少しの「お節介」である。患者のそばに行き、観察し、必要と思えることを具体的に介入していただきたい。

断章—13

看護研究への疑問

右乳がんの告知を受ける、ステージⅢａ。あれから４年目を迎える。相変わらずがんは私の身体に生きている。がんを持ちながらの日常生活、慢性疾患との共存である。抗がん剤を服用しながら生きている。高額費用まであと一歩のところで、３割負担、月数万円がかかる。死んでたまるかという思いと、疲れたというのも本音。しかし、がんになって実感したことは、私が教えを受けた看護は、まさしく患者にとって必要なことだった、ということ。

私は 10 年前にナースを辞めたが、看護学会の会員にはなっているので、研究文献は定期的に届く。しかし、果たして、これってどの部分に役立つのかと常に疑問を持ちながら読んでいた。

＊これは、著者の逝去後、ご主人様に見せていただいた手帳から書き写したものです。この先どのようにペンを進めたかったのでしょうか。著者は東京女子医科大学看護学会第６回学術集会（2010 年 10 月２日、掛川市の大東キャンパスにて）に参加し、患者経験にもとづく示説を発表しています。次頁以下に付録として掲載します。（山元由美子）

付録：学会発表（示説）

抗がん剤投薬後の「食」の自律

がん患者から自律した食生活を送る為のメッセージ

【研究目的】

抗がん剤による治療は副作用も多く、その副作用は個々により差異が顕著であるが、対処法は一般的なものが多く、個別への具体的な関わりは少ない。筆者は右乳房のがんで、ステージⅢaの告知を受け、抗がん剤療法後、手術を受けた。抗がん剤の副作用は、随分改善したとはいえ、辛いものであった。副作用の一つである「食べられない」という問題に着目し、なぜ食べられないのか、また、それはどのように解決をすればよいかを明らかにし、今後、治療を受ける患者の自律に役立てたいと考えた。

【研究方法】

乳がんの診断後から抗がん剤治療を受けた2008年1月から7月までの自身が記録した経過記録の中で、副作用の中から特に日常生活の「食」に着目し、ラベル化した。同じ内容ごとに分類・整理し、分析した。分析は専門家のスーパーバイズを受けて妥当性の確保に努めた。

【研究結果】

ラベルは 32 枚で、「抗がん剤の副作用」「食欲」「食への取り組み」に関することに分類できた。

「抗がん剤の副作用」は、FEC100（4クール）よりもタキソテール（4クール）の方が強く、食欲低下が伴い、白血球や免疫機能の低下、便秘と下痢の繰り返し、体重減少など説明された副作用全てが出現した（**表 1**）。その全てが心理的な負担にもなり、日常生活を狭めた。

「食欲」は、口内炎の発生や粘膜の荒れにより低下し、食欲があっても食が進まず、「おいしくない」「味がわからない」といった味覚の変化（味がわからない）や、嗜好の変化が生じ、味がわかるもの、しみないもの、嚥下

表1　抗がん剤の副作用　(2008年1〜7月)

項　目	内　容
食　事	食欲低下、食事量低下、味覚変化、 口内炎と粘膜の炎症のため嚥下しにくい
排　泄	便秘、下痢
全身状態	体力低下、倦怠感、発熱（38度前後） 嗅覚が変化した
検査結果	白血球数700〜1,200、免疫機能低下、貧血
痛　み	筋肉痛、関節痛、末梢神経のしびれ、 これらによる歩行障害→車椅子使用

しやすい食べ物に変化した。食べ物は、料理の本を参考にし、看護師にも相談したが自分に合うものがなかった（**表2**）。

「食への取り組み」は、最初は「食べること」に集中したが、食べる量は少なかった。嚥下痛や口内炎に対しては、どのような軟らかさが痛みを起こさないか観察し、軟らかさや硬さ、味の濃度は試行錯誤しながら工夫した。また、季節に合わせた食材を用いて無理なく作れるものを少量ずつ食べるようにした。痛みによる食欲減退には、家族や友人と楽しく食べるなどの雰囲気を作った。その結果、徐々に食べられるようになった（**表3**）。

【考察】

「食べる」ことは人間の生きる力である。しかし、抗がん剤は効果もあるが多くの副作用、特に、食欲不振がある。抗がん剤の副作用による「食」の変化をふり返ると、食欲があっても「おいしく食べられなくなった」ことであった。そして「食べられない」ことが、白血球や免疫力の低下などの身体面や心理的にも影響することを体験を通して学んだ。そして元看護師として、多少なりとも医学・栄養学的な知識があったので、嚥下痛や口内炎の痛みの程度を観察しながら食材の軟らかさの程度や味の濃度を変え

表2　抗がん剤の副作用――食欲に関すること

項　目	内　容
食事内容	・何を食べてよいかわからない ・感染予防で好きなものが食べられない（すべて加熱食） ・料理の本をみたが、あまり参考にならない ・外来の看護師に SOS を出したが、指導内容が自分の体調に合わない
食事量と嗜好の変化	・食事量が少ないので体力が落ちてくるのが分かるが、何を食べてもおいしくない。食べられない ・好きなものが嫌いなものに変化したり、嫌いなものが食べやすいものに変化したりした
痛　み	・好きなものが、痛みを伴うので食べられない ・口の粘膜に沁みないもの、嚥下しやすいものを選ばなければならない
その他	・何を食べれば、現在の状況を少しでも改善してくれるのか分からない ・食べられないことが「わがまま」に思えた

る、旬のものを利用するなどの試行錯誤を重ねて自律した食生活をすることができたと考える。また、家族そろって食事をすることが栄養面でも好ましい状況をもたらすと、栄養の専門家も述べている。筆者も、家族や友人と食事をすることが「食べる」意欲につながり、継続して治療を受ける支えになったと思える。

今回の経験から、看護者は患者が食べられない原因やその影響について理解し、食事の管理や工夫について早期から援助することが重要であると考える。そして、その人なりの自律した食生活が送れるよう、具体的に支援が図られることを望みたい。

家族をはじめ多くの方々に支えられ治療を継続できたことや、この研究をまとめるのに協力していただいた方々に感謝いたします。

表 3　食事の工夫

項　目	工夫したこと
食事の仕方	・大皿に盛ったものを取り分けて食べる。一人前の分量が食べられないという心理的負担から解放された ・量を少なくし、品数を多くした ・食べる回数を増やし、楽しく無理せず食べるようにした（家族との食事 3 回、お茶 2 回） ・おしゃべりをしながら食べると、量をとれないことへの苦痛が軽減した
嚥下痛	（何が嚥下しやすいのか試してみた） ・脂のある肉は好きでなかったが、嚥下しやすく食べられた。赤身やひき肉は嚥下痛があった ・軟らかさ：柔らかく滑りのある食材。ぱさつくものは禁 ・味の濃淡：濃いものは沁みる。薄味で食材そのものの美味しさを味わう ・形、大きさ：小さいものはかえって口内炎を刺激する。少し大き目でも軟らかく、角のないもの、丸いものがよい。軟らかくても角のあるものは禁 ・スープ：とろみのあるものがよい。ミキサーを利用しポタージュにすると栄養もとれる
食事の雰囲気	・できるだけ家族と楽しく食べるようにした ・友人たちと食事会を定期的に
気をつけること／よかったこと	・ラーメン等の、急にお腹が膨らむものは禁 ・臭いの少ないもの（臭いがキツイと嘔気が増強した） ・つわりと似た症状（嘔吐）があった。空腹や満腹を感じないような食べ方をしたのはよかった ・幼いころから食べていた風土食は心地よく、満足した
困ったこと	・白血球が下がったとき、白血球を上げる食材はないか考えたが、文献を探せなかった ・どのような食品が現在の状況をよくするのか分からない

（東京女子医科大学看護学会第 6 回学術集会示説、2010 年 10 月 2 日、東京女子医科大学看護学部大東キャンパス、掛川市）

あとがき（解説）

山元 由美子

東日本大震災の悪夢が覚めやらぬ2011年3月30日、友人の武田悦子さんが旅立ちました。私の目には、その3日前最後に会ったとき、ＩＣレコーダーに向かって「私にはまだやりたいことがあるから死ねない」「ここの病棟（乳腺外科）に入院してよかった。安心した」と、絞り出すような声で話していた姿が焼き付いています。

● 悦子さんとの出会い

悦子さんは 2000 年まで山形県内の看護学校の教員をされていました。退職後は、自宅近くに食堂「きっちん おあしす」を開店、それでも悦子さんは忙しい合間を縫って、看護の質の向上のために公開講座を開催されたりしていました。その講座に、東京女子医科大学看護短期大学に学ばれた時の恩師である河合千恵子先生（当時は久留米大学看護学部教授）が講師として招かれた際、先生に声をかけていただき、「温泉付きのさくらんぼ狩り」の魅力に誘われて私もご一緒したのが、悦子さんとのお付き合いの始まりでした。その時は、私自身乳がんの術後3〜4年目の頃であったと記憶しています。

しばらくはご無沙汰が続きましたが、突然電話で「山元さんが乳がんであったのを思い出して電話したの。私も乳がんになったの。グレードⅢで転移して、いま、抗がん剤を投与しているのよ。辛いんだ〜」とのことでした。私は乳がんの手術をしただけで抗がん剤や放射線療法は受けなかったのですが、同じ乳がんの友人から、抗がん剤を使用して嘔吐や食欲不振、口内炎などの副作用のほかに「頭がピーマンになる」ということを聞いていたので、それを話題にしました。

ピーマン状態とは、物事を忘れやすく、イライラして怒りやすくなることです。現在その現象はケモブレイン（chemobrain）と呼ばれ、米国国立がん研究所の NCI Cancer Bulletin の報告によると「がんやがん治療に伴う認知的変化で、多くの場合、集中力、記憶、マルチタスク、計画能力などに困難が生ずる。これらの変化は、通常、化学療法中に生じ（そのためケモブレインという名がついた）、そして、およそ20%のサバイバーでは治療終了後も継続する。さらに、乳がんの化学療法だけでなく、他の臓器の化学療法でも発生している」と説明されていて科学的に認められていますが、その当時はあまり知られていませんでした。その後、悦子さんは「ピーマンの症状になったが、山元さんから回復することを聞いていたので、あせらずに済んだ」そうです。そして「このようなことを教えてくれるところがあると患者は慌てなくて済むのに」と話しを続けられました。

● たんぽぽの会

その後も、時々電話でお互いの無事を確認していました。退院後、山形県立中央病院の乳がん患者の会「たんぽぽの会」に入会し、精力的に県内の乳がんの集まりに出かけて多くの患者の声を聞き、憂えるべき患者の現状と、その医療・看護体制について考えるようになったようです。特に、患者は医療者には何も言えないこと、言おうとしてもどこにどのように訴えたらいいのか分からないこと。そして、術後自分の体がどのようになっていくのか、どのように生活をしていけばよいのかという不安に対する援助が足りないこと。抗がん剤の副作用への対処に悩みながら、医療者への不満や活用方法に心を痛めていました。

乳がん撲滅を訴え、検診を勧める「山形ピンクリボンフェスタ 2008」に悦子さんも参加しました。朝日新聞（2008. 10. 12 山形版）はイベントを伝えるニュースとともに「『毎日を大切に』心誓う」という見出しで悦子さんのことを記事にしています。本書に書かれているエピソードが出てきますが、取材された記者さんも彼女の話をぜひ読者に伝えたいと思ったに違いありません。手術から3か月後、お客さんとの約束通り「きっちん　おあしす」を再開しました。記事には「土曜も予約客に出す料理の下準備に大忙し」の悦子さんの写真が添えられています。とても美味しい家庭料理だと彼女の友人たちから聞いていますが、私は、食べにいらっしゃいと何回も招待を受けていたのに、食堂の客になることは叶わず、今はもうその厚意に応えられないのが残念です。

● 皮膚への転移――術後に受けた安楽なケア

2009年3月、皮膚への転移が判明、形成外科病棟に入院し、下腹部と大腿部からの皮膚移植を行なう3か月に及ぶ治療になりました。その治療後に、私の研究テーマである「外科療法を受けた患者が看護者に求める安楽なケア」のインタビューを目的に、8月私は山形を訪れました。悦子さんは移植のため安静にしていた足を引きずりながら歩いていました。

安静による筋力低下、廃用症候群がいかに日常生活を不便にするかを語ってくれました。安静にしていたために健側の膝に負担がきていました。杖を使用するのは「みっともない」と拒否。インタビューでは、入院中の看護師のケアの技術と、形成外科医の包帯法にみた神技の話が強く印象に残っています。何ものにも代えがたい心温まるケアを受けていたこと、そして「お金がかかっても、この病棟にまた入院したい」と話されました。悦子さんはまた、看護師長の影響力についてもしっかりと見抜いていました。

●「安楽」に対する考えかた

私は当時、看護実践者とその看護を受ける患者からの「安楽」に対する考えをうかがい、安楽の概念を構築することをテーマに研究を進めていました。悦子さんにインタビューをさせていただいた結果は、質的ＫＪ法の手法でまとめると、彼女のその時に受けた安楽なケアを、次の６つの【カテゴリー】にまとめることができました。

【患者は看護師や医師の傾聴により、慰められ、その現実を受け入れることができる。話を聴いてもらえることは、実に心地よい】の〔傾聴による現実の受け入れ〕を基盤として、【治療やケアの必要性について説明もあり安心して治療やケアが受けられ、スタッフの笑顔にも支えられた】。さらに、【医師・看護師・患者がお互いの立場を相互に理解した看護師が患者の代弁者となり、患者は安心して、治療を受けることができる】、すなわち〔説明や看護師の代弁、これが安心した治療の推進〕に結びついていた。

「安楽」の方向性──〔生活の拡大は熟練した技による個別ケア〕によるのであり、【看護師や医師の熟練した技術は、心地よく、満足感を得られ快適な日常生活が送れる】ことにより、さらに、【日常生活や退院後の生活の拡大のあり方は、患者個々により異なるので、個別に応じた手助けが必要である。それには看護者の力量が問われる】ことになる。これらは相互に作用し生活が拡大する。その結果として、【患者が自律した人生を送るには、人の手を借りながらもその人らしい日常生活を送ることである】という〔他者の手を借りての自律した人生〕を目指していた。

これが、悦子さんの看護者に期待する「安楽」の考えかたである。

● 乳がん看護の執筆計画

私は 13 年前に乳がんの手術を受けました。その後、友人や知人も乳がんを患っていますが、いつも適切な指導書がないことを痛感していました。そこで、看護師の乳がん友達と「看護師ががんになって考えたことやケアへの提言」について本にまとめたいと話し合いました。がんになった看護師の役割ではないかと考えたのです。恩師の故山崎淑子先生（元東京女子医科大学看護短期大学教授。先生も乳がんの手術をされていました。2005 年 12 月ご逝去）や、がん友を誘って構想を練っていたのですが、忙しさにかまけてそのままになっていました。その仲間に悦子さんを誘うと快諾されました。

その直後に送られてきたのが、本書に収めた「がんとともに生きる──自分の生活を自分らしく」の元になった原稿でした。主治医の菊地医師にもみていただいたところ、「乳がん患者のためにこのような内容の本がほしかった。いつ出版できますか」と期待してくださいました。

その後、がん友である私のクラスメイトの山本るり子さんと 3 人で話し合い、執筆の分担まで決めました。それなのに私には、完成はまだ先のこと、との思いがありました。悦子さんには時間が残されていなかったのに、急げなかったことが悔やまれ、申し訳なく思います。

以下に、3 人で話し合った時の記録から、一部を抜粋して、ここに紹介しておきたいと思います。

・・・・・・・・・・・・・・・・・・・・・・・・・・・・・・・・

麻酔科医との漫才

「手術も経験を積んでだんだん鍛えられてきた私は、手術室に入って、医者と漫才をやっているような感じがした。1回目の麻酔科の先生が変わっていた。最初の挿管のとき、私の目をみながら、『麻酔薬がここまで入りましたよ、入りましたよ』って言いながら入れていた。それで私はすごく安心できたの。2回目ときの麻酔科医は『何ミリ入りました、何ミリ入りました』と言って全然顔をみないの。私は、『何だろ？この先生』と思ったら麻酔がかかりにくい。気になるのでそっちばっかりに集中しているから意識が冴えるのね。そのうち効いてきてわからなくなったけど。人の雰囲気というものは至る所で醸し出される。」

「休んでいい」その一言がほしい

「抗がん剤の治療を受けながら、生活をどうしていけばよいか、生活をどのように立て直していくかが分からない。抗がん剤の治療を受けながら仕事をするのは過重だと思う。私は『抗がん剤治療をしながら仕事も出来ますよ』という流れのなかで仕事をしていたけれど、考えたら、私は基礎疾患にイレウスがあったので、もう少し休んだほうがいいと思った。しかし、同僚も抗がん剤の治療を受けながら仕事をしていたので私も仕事をした。結果から考えると、がんばりすぎるのではなくて、やはり休憩も必要だった。一律には決められない。」

「乳がん患者のサポートを始めてから出会った方が、『私は育児もあるし、家事もあるし、抗がん剤の治療を受けながら仕事をしている』と言ったとき、『仕事休んでいいのよ、辛かったら』と専門ナースから言われて、『ああ、休んでいいのだなーって思って、休んで正解だった』と言っていた。『大変だったら、休んだらいいのよ』のその一言がほしい。このような流れになるといいわね。」

「乳がん患者のサポートを始めて、患者さんの言葉をいろいろ聞いた。自分の生活を見つめて、そのうえで、何をしたいか、何をしなきゃいけないかということを自分のなかで取捨選択すればいいのよね。休むかどうか、主体的なチョイスなのよね。」

「私自身は休まないほうを選んだ。普通どおりの生活をしたいと思った。それで毎日仕事には行っていたけれど、そのときに自分の身体に起きていることの情報と、いま、何をするべきかを合わせて、休んだほうがいいのか、仕事したほうがいいかを、自分で判断ができればいいのにね。」

声をかけてほしい、背中を押してほしい

「患者は決めるのを迷っているとき、背中を押してくれる人がいないとできないことがあるのよね。誰に相談すればよいのか患者は分からないんだもの。誰かに相談する窓口がないのよ。がんの支援センターがあっても行けない。行っても、『あの～』って、そこだけで終わっちゃう。だから看護師が声をかけてくれないと、迷っているうちに終わってしまうのよ。私は看護師に声をかけてほしかった。」

看護師が何をしているか、患者にはみえない

「私は学会で外来看護についての研究発表を聞いて、とても違和感を感じた時があった。彼女たちは『自分たちは患者に寄り添った看護をしている』と言っているけれど、私の知人たちは聞きたいことがあっても看護師の姿が見えないので、心配しながら外来を後にしている。このことを言うと、外来の入り口にも処置室にも看護師がいると言う。しかし、看護師がどのような仕事をしているか患者には分からないので、誰に聞いてよいのか分からないでいる。“出前の看護”が必要ではないだろうか。」

・・・・・・・・・・・・・・・・・・・・・・・・・・・・・

● リンパ・ドレナージ療法への挑戦

術後に起こるリンパ浮腫に苦しんでいることを乳がんの集まりで聞いた悦子さんは、再発による抗がん剤治療を受けるその合間に、山形から毎月上京されてリンパ・ドレナージの研修を重ね、ついには、リンパ浮腫に苦しむ患者のために、お店の隣にサロンを開業したのでした（2010年7月）。上京の折には時々食事を共にしましたが、その席では目を輝かせて研修の内容を話してくださいました。マッサージの腕も毎月向上していく様子が、軽いリンパ浮腫のある私の腕に施行してくださったので、その時の心地よい感じから分かりました。リンパマッサージを多くの看護師に覚えてほしいことと、患者自らのセルフケアの必要性を患者会にはたらきかけている活動を、いつも楽しそうに話していました。

毎日新聞（2010. 10. 10 山形版）がこうした彼女の活動を伝えています。「痛み知る私にできること」の見出しで、リードには「…武田さんは『がん患者になり多くの人に支えられたので、今度は私が皆さんの役に立てればうれしい』と話している」とあります。また、同じ月の患者会通信『たんぽぽだより』では、悦子さんが乳がん術後のリンパ浮腫のセルフケア講習会の講師に招かれ、「リンパ浮腫の仕組みや実際のケアについての講義はわかり易く、出席者は真剣に学んでいた。後日、少人数での実技指導もあり、同じ病気を持つ者同士が触れ合える有意義な機会となった」と報じられています。この時の講義の内容は、悦子さんのノートに記載されて残っています。

● 看護師への期待

彼女は、リンパ浮腫に苦しんでいる患者は多いが、リンパ・ドレナージができる看護師が少ないことを嘆いていました。山形県立保健医療大学の教員との話し合いで、山形県を含む東北地方でもっと多くの看護師に学んでほしい、その組織をつくっていきたいと、頼もしく話していました。旅立つ1か月ほど前にも、「マッサージの講習から今帰ってきたの。疲れたー」と病院から電話がありました。

悦子さんの遺志に賛同した有志が、2011 年度からリンパ・マッサージの研修を始められる予定とのことです。彼女の思いは未来へつながり、着実に実を結んでいくことでしょう。

● 学会参加と示説発表

2010 年 10 月、東京女子医科大学看護学会の第6回学術集会を、私が会長となり静岡県掛川市にある大東キャンパス（当地は女子医大の学祖 吉岡彌生の生誕の地）で開催しました。学会のテーマが「自律を支える看護」でした。安楽についてのインタビューの折、自律と自立の意義について議論をしましたが、その後で悦子さんは、自律がテーマだから、自分の抗がん剤治療による食欲不振についてのセルフケアの体験をぜひ学会で発表したいと言われました。それから、私も協力してテーマや、内容、分析などを詰め、本書に付録として掲載した示説が完成しました。自分の思いを伝えるためにポスターの前に立った彼女の発表は、多くの参加者の共感を得ました。

私の会長講演の後の質疑応答の際、参加者の１人から「患者から看護師の仕事が分からないと言われた」ことの質問が出ました。すると悦子さんも続いて、「自分が入院した時も、看護師は忙しくて辛い時になかなか来てくれなかった。看護師の仕事の内容を患者は知らない。看護の役割を入院時にもっと説明してほしい」と訴えました。

学会の７日前まで、彼女の白血球数は700とのことでしたので無理はしないように伝えましたら、「白血球は2,000に回復したので、主治医の許可を得た。掛川に友人とうかがいます～」といつもの元気のよい電話での声でした。後日、発表ができてよかったこと、掛川の自然に触れて勇気が出たとメールが届きました。このように、彼女は自分の思いをいつも形にしていました。

学会の前夜は、学会の企画・運営委員のために、山形の米沢牛、いも、こんにゃく、ネギなどの材料直送で「いも煮」を作ってくださいました。皆で舌鼓を打ったのはもちろんですが、悦子さん自身は口内炎で食べられなかったようです。それなのに、全員で作ったキンピラやサラダなどに「今日はいっぱい食べられた！」と言って満足そうでした。その夜、私のリンパ浮腫を心配してマッサージをと言われましたが、彼女のほうが数倍疲れているはずです。さすがの私も、彼女の顔色をみて遠慮しました。

● 再発による治療の選択と緩和ケア

2010 年 12 月、悦子さん、山本るり子さんと私の 3 人で温泉に入りながら乳がん看護の構想の打ち合わせをする予定でいたところ、12 月に入院したとのメールが届きました。電話すると、抗がん剤の効果がないので陽子線治療が選択肢として考えられるが、どうしたものかと相談を受けました。「自分の命が短いように感じる」といつもの声より元気がありませんでした。お見舞いをかねて訪ねると、病状について淡々と語られました。陽子線治療には 300 万円を要するが、ご主人には気が済むまでしたほうがよいと言われて決心した、福島と東京の病院でできるが、ご主人や家族の都合を考えると福島にする予定であるということでした。この時、「緩和病棟を勧められたの。私はそんなに悪いのかしら。緩和病棟に入院するのはいやだわ」と話されたのですが、私はどう応えたらよいか、言葉が見つかりませんでした。いま思うと、本書で彼女自身が述べているように、緩和ケアの概念は末期を意味するものではなく、がんと診断された時から緩和ケアは開始されるものであることを確認することで、気持ちを楽にすることができたのではないだろうかと悔やまれます。後のメールでわかったのですが、腹水の貯留がみられたとのことでした。緩和ケア病棟を勧められたのは無理のないことでした。しかし悦子さんは、最後に入院した乳腺外科病棟でも、信頼する菊地先生や病棟の皆様に見守られて心地よいケアを受けられました。「…入院してよかった。安心した」という彼女自身の言葉がそれを伝えています。

● いのちの授業へのメッセージ

この３月２日、私は大東キャンパスの近くの中学生に「いのちの授業」をすることにしていました。その前夜、何かメッセージとして伝えたいことはないかと問うと、悦子さんは以下の文章を送ってくださいました。

からだとこころは一緒だと思ったが違う。
からだがＳＯＳを出してもこころは感じない。こころが感じてもからだは感じないことがある。
しかし、疲れたり、がっかりするとからだとこころは一緒だと気づく。
今、私は生きて生き抜くことが大切だと考える。一回きりの命だから、
辛くても今ある生を輝かせたい。
生を輝かせているのは、私の家族、友人、主治医などの支えによるものである。
皆さんに伝えたい、自分の身近にいる人とかかわること、それが人生を送る知恵となり宝となる。
辛かったらＳＯＳを発して欲しい、誰かが気づくはず

授業の後、生徒の「感動した」感想文を伝えると、「よかった！」と喜んでいました。

● 最後の願い

正月は自宅で過ごし、肝機能が上昇したので入院したと伝えてきたときは、肝機能を維持しながら使える抗がん剤

があったことをうれしそうに話していました。陽子線治療は適応ではなかったとのこと。以前から病気になって気づいたことをできるだけメモして残してほしいと話していたのですが、その頃には疲れて「字も書けなくなっているのよ」とのことでしたので、ＩＣレコーダーに話したのを送ってもらえれば私が文字にすると伝えました。退院したら、今度は肝臓を気遣いながら自宅でゆっくり療養すると言われたので、ぜひ肝臓をいたわり、肝臓の声を聴きながら徐々に生活を拡大してほしいと答えました。「そうします」と、いつもの声が返ってきました。

3 月 5 日に悦子さんの声のデータが送られてきました。それを聞くと、いつもの彼女の声ではありませんでした。差し迫った病状を察知しました。

3 月 20 日に電話しました。病状がさらに進行したことを感じました。その 3 日後、医師から今月一杯と言われたとご家族から連絡がありました。

3 月 11 日の大震災で新幹線は遮断されていましたが、山形空港はたいした被害もなく運行されていて、3 月 27 日、病院を訪ねて最後の面会をすることができました。悦子さんは「ここの病棟に入院してよかった。とても安心した」と繰り返しました。痛みの緩和や清潔ケアなど望んでいた生活援助を受けられているのだと思いました。本のことを話すと、原稿とノートが準備してありました。読み進めると、看護師へメッセージを残そうとする熱い思いがひしひしと伝わってきます。ご自身の看護計画までノートに書かれていました。私は、出版を託されたとの思いで病院を後にしました。

葬儀には 400 名余りの方が参列されたと聞いています。看護への情熱と、わが身より先に相手を気遣う人柄に感銘を受けた多くの方々が見送ってくださったのです。

武田悦子さん、あなたの遺志は多くの人に受け継がれています。そして、私も学生や若い看護師たちにあなたの看護に対する情熱やいのちに対する考え、相手への思いやり、なによりも希望を持ち、明るく毎日を過ごす生き方を伝えていきます。

私はあなたと友人になれて、とても幸せに思いました。ありがとうございました。ゆっくりおやすみなさい。

2011 年 5 月記す

■著者紹介
武田悦子（たけだえつこ）
1955年山形市生まれ（旧姓 海谷）。1973年東京女子医科大学看護短期大学入学、1976 年卒業。看護師として東京女子医科大学病院心臓系病棟、山形大学医学部附属病院、宮城県心臓血管予防協会勤務を経て、1982 年 4 月山形厚生看護学校教員。
1983 年 11 月退職、1989 年 4 月復職。2000 年 4 月同校退職。
以後、山形市内で食堂「きっちん おあしす」経営。そのかたわら看護のための講座を企画するなどの活動を続ける。
1982 年 3 月結婚。子どもは長男、次男、三男に恵まれる。
2007 年 12 月 乳がんと診断される。2008 年 1 月より抗がん剤治療、8 月手術を受ける。2009 年 3 月がんが皮膚へ転移。皮膚移植術を受け 3 か月の入院生活を送る。
2009 年 10 月より抗がん剤治療を受けながらリンパ・ドレナージの研修受講のため泊りがけで東京に通う。2010 年 6 月民間資格を取得して 7 月「きっちん おあしす」隣にリンパ浮腫に悩む患者のためのエステサロンを開業。
肝臓へ転移。2010 年 12 月入院、抗がん剤治療並行。一時退院。
2011 年 2 月肝機能悪化し入院。一時退院。3 月入院。
2011 年 3 月 30 日逝去。享年 55 歳。

■あとがき（解説）
山元由美子（やまもとゆみこ）
東京女子医科大学看護学部教授（基礎看護学）

2011年7月20日　初版第1刷発行

がん看護へのことづて

著者　武田悦子
（解説　山元由美子）

編集及発行者　宇津木利征
発行所　有限会社すぴか書房
〒351-0114 埼玉県和光市本町2－6 レインボープラザ602
電話 048-464-8364　FAX 048-464-8336
utsugi@spica-op.jp
http://www.spica-op.jp
振替口座 00180-6-500068

印刷　明和印刷　　製本　永瀬製本所

用紙　淡クリーム琥珀N、タントーV|V-70、レザック80ツムギ|桜

ISBN978-4-902630-17-6